I0122885

Grigori Petrovič Grabovoi

UNIFICIRANI SUSTAV ZNANJA

Rad „Unificirani sustav znanja"
napisao je Grigori Petrovič Grabovoi u lipnju 1996.

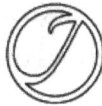

Jelezky Publishing, Hamburg 2013

Jelezky Publishing, Hamburg

www.jelezky-publishing.eu

1. Izdanje

Prvo hrvatsko izdanje 2013.

2013 Hrvatsko izdanje

Dimitri Eletski, Hamburg (izdavač)

Tisak; 2013.-1, 15.06.2013. 500 komada

Dodatne informacije o sadržaju:

"SVET Centar", Hamburg

www.svet-centre.eu

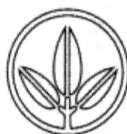

© Грабовой Г.П., 1996.

Korištenje tekstova i slika bez suglasnosti izdavačke kuće povreda je autorskog prava i kažnjivo je. Navedeno se odnosi i na izvatke, a vrijedi i za umnožavanje, prijevode, snimanja na mikrofilmove i obradu elektronskim sustavima.

ISBN: 978-3-943110-30-2

Udžbenik za predmet Grigoria Petroviča Grabovoia „Tehnologija preventivnog prognoziranja i sigurnog razvoja" odobrilo je Ministarstvo obrazovanja RF i Međunarodna katedra – mreža UNESCO/MCOS

Međunarodni program izlječenja čovjeka

U posljednje je vrijeme veliki interes u svijetu izazvao rad Grigoria Petroviča Grabovoia, koji je na čelu „Međunarodnog programa izlječenja čovjeka". Metoda izlječenja uključuje dijagnostiku, obradu informacije i rehabilitacijski proces. Grigori Petrovič Grabovoi sve cikluse radova ostvaruje primjenjujući svoje sposobnosti jasnoviđenja i upravljanja informacijom na daljinu. Numerička se dijagnostika radi naknadno.

Grigori Petrovič Grabovoi kaže: „Svoj zadatak ne vidim samo u liječenju. Ja vršim regeneraciju (obnavljanje) materije nezavisno od prvobitnog stanja. Time se dokazuje nelogičnost uništavanja, pokazuje se tehnologija spasenja i realiziraju fundamentalni principi ekološke sigurnosti svijeta".

Budući da Grigori Petrovič Grabovoi oživljava nakon biološke smrti, liječi od raka 4. stupnja i AIDS-a 4. stupnja, kada su mnogi organi također uništeni, on bez sumnje liječi od bilo kakvog oboljenja. Na taj način Grigori Petrovič Grabovoi realizira princip ne-umiranja kao metodu sprečavanja globalne katastrofe, koja prijeti cijelom svijetu. Ciklus regeneracije moguće je provoditi na daljinu, dakle bez obzira na udaljenost.

Dio je programa i eliminacija tehnoloških katastrofa, koje su poprimile svjetske razmjere, kao i upravljanje događajima te njihovo izbavljanje iz kritičnog stanja.

Sustav stvaralačkog razvoja

Cilj je ovog predavanja da se uz normalnu percepciju, uključujući i prethodno poznavanje finih struktura, putem spoznaje dođe do izvornih podataka. Dakako, uzima se u obzir nivo svakog čovjeka i nivo auditorija.

Kao prvo, govorit će se prvenstveno o geometriji oblika informacije. *Ja promatram vanjski događaj, uključujući i budućnost,*

© Г. П. Грабовой, 1996

kao određeni oblik informacije. Elementi građe tog oblika prepliću se na strukturi DNK poput nekakvog mozaika. Prilikom pažljivog promatranja proteinskog oblika strukturiranja materije, na primjer strukture DNK, i neproteinskog kao što je struktura kamena, može se zaključiti da odraz proteinskog oblika izgleda kao titranje kristalne strukture neproteinskog oblika, odnosno kamena. Dakle on izgleda kao titranje svojstveno neživim oblicima materije, s ljudske točke gledišta, premda je to uvjetno. Mnogi ljudi „pravilno" spoznaju svijet. „Pravilno" je ovdje uvjetno rečeno, jer se točke gledišta razlikuju. Ja polazim od ortodoksne definicije živoga i neživoga. Posebno ograničavam određena polja informacije na jednostavne oblike radi boljeg razumijevanja, pri tome ne umanjujući njihovu informativnost. To je vezano za ortodoksno shvaćanje koje se zastupa u srednjim školama, na fakultetima i u drugim obrazovnim ustanovama. Stoga neki pojmovi koje sam uveo uključuju već postojeći nivo percepcije u obliku asocijacije. Međutim na nivou duha to je svima jasno, budući da se spasenje tiče svih.

Kao drugo, ja dajem znanje na nivou spoznaje Duha. *Odmah ću utvrditi zakon: zračenje kristalne strukture nežive materije ima vibracijski oblik informacije. On odgovara vibracijskom obliku informacije koji emitiraju živa bića.* Otuda proizlazi da postoje živa bića i neživa materija, no u ovom sustavu upravljanja takve podjele nema. Kod upravljanja vanjskom sredinom, pogotovo onom koja će tek uslijediti, *postoji koncept upravljanja vanjskim rasponom informacija, gdje se ostvaruje samo interakcija s određenom reaktivnom sredinom.* Pri tome se sustav brzine upravljanja određuje prema stupnju reakcije. Na primjer, ako promatramo buduće događaje i gledamo ih kao određene geometrijske konstrukcije, onda se podrazumijeva da se ta konstrukcija može rastaviti na određene elemente. Kada je riječ o rastavljanju ili sastavljanju te konstrukcije, može se saznati što je sada moguće učiniti na nivou svijesti, da bi konstrukcija događaja bila pravilna. Kako bi se izliječila bolest,

4

© Г. П. Грабовой, 1996

potrebno je rekonstruirati informaciju oboljenja i konstruirati informaciju zdravlja. Razmatrajući konkretne primjere ozdravljenja putem prenošenja informacije u oblike, treba odmah uopćiti rezultat u svrhu izlječenja bilo kojeg oboljenja. Naime, na osnovi se tih prenošenja u oblike mogu iznaći konkretne metode upravljanja bilo kojim događajem, pa tako i liječenje bilo koje bolesti.

Na primjer, potrebno je obnoviti probavni trakt.

To je početni oblik informacije. On ima cilindrični karakter.

Baza cilindra nalazi se na ravnom listu, a promjer i visina su mu 2 cm. U budućem događaju, koji odgovara kriteriju provjere te pod uvjetom da se to treba dokazati, probavni je trakt regeneriran, nema raka, nema tumora, informacija je poprimila sferoidni oblik i geometrijski je smještena u ravnini i prostoru nasuprot lista. List je dakle centar simetrije: s jedne je strane sfera promjera 2 cm, s druge cilindar promjera 2 cm. Zašto uvodim ove brojeve? Objašnjavam strukturu kako bi se moglo shvatiti da je *sfera element koji predstavlja apsolutni sustav koordinata*. Ako je se promatra iz daljine, ona se u prostorno-vremenskom kontinuumu može sažimati. Ako je se promatra izbliza, može se raslojavati. To je dakle mehanizam proučavanja stvarnosti na razini sustava ljudske spoznaje. Kada to shvatite, moći ćete promatrati događaje kako iz daljine, tako i izbliza. Sposobnost analize već vam je u rukama.

Kako bismo vidjeli što je to raslojavanje, pokazat ću vam sistem slojevitosti svijesti. Ovdje proučavate vlastiti proces s točke gledišta prošlih događaja. Tu se manifestira element prošlosti. *Metoda regeneracije sastoji se u tome da element vremenskog intervala prošlog vremena treba usporediti sa prostorom izmijenjenog tkiva i ukloniti iz informacije o budućnosti.* Ova se informacija mora ukloniti bez narušavanja konstrukcije nivoa događaja, ne uništavajući nikakav novi objekt informacije. To je moguće *putem uvećanja izvjesnog pozitivnog nivoa svih događaja u makro i mikro sredini.* Ovo je sustav razvoja bez razaranja vanjske informacije.

© Г. П. Грабовой, 1996

Na primjer, na stolu leži knjiga s praktičnim metodama preoblikovanja informacije. U njoj leži izvor pozitivne informacije, budući da on obnavlja nekakvu strukturu pomoću nekog elementa. Pretpostavimo da ja uzmem knjigu, prelistavam je do poglavlja o duhovnim znanjima i gledam 52. stranicu, treći redak odozgo: „... probuđivanje putem uklanjanja, odmaka". Ovaj segment informacije govori da je moguće uklanjajući se, udaljavajući se od događaja, u svojstvu vanjskog promatrača, doživjeti buđenje i izazvati na taj način neku regenerativnu snagu. Ona se može nazvati oblikom informacije neodređenog svojstva, pozitivnog za čovjeka. Čovjek ne mora biti u mogućnosti izravno je optimizirati, analizirati, mjeriti itd.

Dakle, *potrebno je pronalaziti one izvore koji imaju sposobnost pozitivnog regeneriranja i utjecaja na čovjeka.* Nije bitno što to može biti sjećanje na protekle pozitivne događaje ili jedna od metoda čitanja, na primjer kada uzmemo knjigu i odmah nađemo upravo taj redak, i tako dalje. Načelno vi možete i sad promotriti takav element. Dajem vam opet 57. stranicu, treći redak. Dok ga vi čitate, ja promatram kako se mijenja informacija vašeg cilindra. Slog „pro" ostaje van trećeg reda. Ja vam pokazujem samo treći red. Ako bismo u vašem slučaju proveli dublju analizu ostalo bi samo „...buđivanje". Slog „pro" ostaje gore (drugi redak). Postoji plazma i postoji protoplazma. Ili, na primjer, postoje tradicionalna znanja i proto-znanja. Ovdje postoji sustav proto-znanja, odnosno sustav arhivskih dvojnika. Kod vas se na nivou informacije uvijek nalazi kanonski oblik, odnosno arhivski dvojnik vašeg zdravlja. Cilj je da se vaš arhivski dvojnik, naime proto-struktura, aktivira i dosegne nivo realne strukture.

Jedan od elemenata upravljanja predstavlja *upravljanje putem sustava aktiviranja skrivenih upravljačkih struktura.* Zašto se radi kompjuterska vizualizacija nekih informacionih veza? Zato da bi se usmjerila percepcija. Kada je riječ o poimanju putem čakri, onda

6

© Г. П. Грабовой, 1996

se tu djelovanje vrši *na nivou Nirvane*. To je slijevanje vanjskih misaonih struktura u jednu apsolutnu točku, gdje je usredotočeno sve znanje, ono prilično složeno i ono jednostavno, te počinje proces probuđivanja životnih snaga. Čovjek *zapada u strukturu upravljanja i počinje upravljati putem vanjskih izvora.*

Ako promotrimo *Tibet* s posebne pozicije, onda ćemo vidjeti kako se tamo izmijenio prostor, boje prostora i slojevitost prostora. *Tamo su kanonske oblasti pojednostavljene u poimanju. Kad bi se provela analiza boja, moglo bi se doznati gdje je ta sila koja obnavlja.*

Na temelju svega ovog, vi misaono obuhvaćate strukturu sfere iza lista, koja je odraz vašeg programa, ali je sada izmijenjena te svedena na kanonski oblik. Nakon toga kreirate pozitivan događaj, formirajući ujedno i proces mišljenja. Neću govoriti o tome da treba jesti i kretati se negdje, jer će to oduzeti previše vremena. *Jednostavnije je naučiti se misliti brže nego što napreduje konkretna informacija vezana za bolest.*

Polazeći stoga od ove strukture, vi počinjete istraživati što je taj sferoidni oblik. Možete ga osjetiti, jer se on može logički pojmiti. Ako se može logički pojmiti, onda on zaista postoji. Velik broj ljudi u posljednje vrijeme živi 100-150 godina i nemaju nikakvih problema. Očito je da u općoj informaciji postoji određena struktura inicijalizacije čovjeka. Mišljenje omogućuje čovjeku da samostalno inicijalizira svoju neuništivu stranu. Kada je neki organ odstranjen, mijenja se početna pozicija. Stvar je u tome da sam ja vodio evidenciju kada su mi dolazili ljudi kojima su odstranjeni organi. Zatim su poslije moje seanse obavili rendgensko snimanje i našli svoje organe na mjestu. Konkretni primjeri: izrastanje mokraćovoda nakon što je odstranjen putem resekcije, pojava plućnog tkiva, regeneracija želuca, rast zubi na mjestu izvađenih zubi kod odraslih ljudi, i tako dalje. Ne treba negirati mogućnost obnavljanja strukture tkiva odstranjene kirurškim putem ili kao posljedica povrede. Premda je to za ortodoksnu medicinu neobično, ali regeneracija

© Г. П. Грабовой, 1996

7

ranije odstranjenog ili oštećenog tkiva organizma poslije mojih seansi dokazana je rendgenskim pregledom takvih pacijenata, kompjuterskom tomografijom, čak i u realnom vremenu izvođenja operacije, kada su kirurzi mogli pratiti obnavljanje organa u vrijeme seanse pa onda i liječničkim nalazima. Svojim sam praktičnim rezultatima dokazao mogućnost potpune regeneracije oštećene materije, što je dokaz da treba napredovati u smjeru stvaranja. *Pođimo putem potpune regeneracije i predstavimo si tu sferu u kanonskom obliku, u obliku potpuno obnovljene strukture. Rješenje je ovog problema u usmjeravanju pažnje.* Svijest je u dodiru sa čovjekovim tijelom i s vanjskom sredinom. Fizička materija, kao i čovjekov duh, formiraju realnost u sustavu globalnih veza. Stoga je moguće mijenjati stvarnost na općem planu usredotočivši se na sferu tijela, te prema tome činiti to skladno na svim područjima kreacije. Objasnit ću jednu od tehnika upravljanja. Dakako, ona se može razviti u bezbroj varijanti. Za ovu vrstu vježbanja svijesti najdjelotvornija je sljedeća tehnika:

1. Usredotočiti se na kažiprst lijeve ruke od 22.02 – 22.04 sati, dakle dvije minute, zamišljajući željeni rezultat.

To može činiti svatko, tko upravlja na kreativan način, služeći se mojim znanjem.

Ja sam jednostavno prionuo uz taj početni sustav i on se unificirao. Moguće je koristiti bilo koji sustav. Ja radim s elementima spoznaje i elementima vaše reakcije, koje pratim.

2. Drugi element - usredotočite se na niz boja: roza, žuta, zelena, crvena, plava, ljubičasta. Uzimate te boje i prebirete ih u mislima. *Usredotočite se pet minuta na onu koja je najstabilnija. To je vaša vježba. Ona uspostavlja sferu bitnih događaja u budućnosti.* Kako ona to uspostavlja? To vi morate odgonetnuti. Potrebno je neprestano spoznavanje i razumijevanje. Trebate shvatiti kako ja razmišljam kada obnavljam. Tada će doći do sinkronizacije i brže ćete postizati rezultate.

8

© Г. П. Грабовой, 1996

Rad s upravljačkom informacijom

Prilikom rada s upravljačkom informacijom postoje etape, gdje se odnos među funkcijama upravljanja, to jest odnos vaše upravljačke strukture i stvarnih fizičkih procesa, određuje pomoću prvobitne pozicijske usmjerenosti.

Prva etapa

Određuje se ovako: *pri upravljanju je poželjno ne osjećati nikakvu bol.* Potrebno je težiti ka normalizaciji stanja, usprkos tome što kod raznih tumora postoje jaki simptomi, vezani za rastvaranje tumora i izlučivanje kroz neke stanične strukture tkiva. Tim prije treba iskoristiti isti taj sustav upravljanja da ne bi dolazilo do tih procesa i štetnih reakcija. Pri upravljanju događajima treba normirati vlastite pozicije u odnosu na događaj.

Model izvan-mišićnog izdvajanja informacije. Ovo je praktični model. Informativna struktura tumora koji je u rastvaranju izdvaja se na izvan-mišićno tkivo. *Izgleda kao da provlačite rastvoreno tkivo tumora između mišića i izdvajate ga u prostor u kojem informativno ne postoji koža.* Koža bi se logički trebala tu nalaziti. Kada izdvajate tumor u neki prostor, gdje se on preobražava u okolinu bez tumora, tu ćete postaviti informaciju upravo takvog preobražaja. Ne treba vas zanimati treba li koža biti tu ili tomu slično. Pogled na organizam je ovdje sasvim drugačiji. Neki simptomi bolesti, koji prolaze kroz periferni živčani sustav izvan mozga, uvjetovani su time što stanična struktura ovisi o živčanim impulsima.

Ranije, kada se proces formirao, utvrdili su se matrični oblici, to jest informacija reprodukcije izmijenjenih stanica. Ona nema oblik stanične strukture. Tamo gdje se pojavljuju izmijenjene stanice tipične za rak, mjesto njihove reprodukcije u jednoj varijanti izgleda kao nepromijenjena struktura tkiva. Dakle, stanica se može formirati iz masnog sloja među-mišićnog tkiva, nekada iz mišića, a rjeđe iz kosti. Međutim, okolne stanice u trenutku procesa formiranja

© Г. П. Грабовой, 1996

9

ostaju nepromijenjene. Dakle, kada se stanica počinje kretati po informacionim područjima organizma, po tkivnoj osnovi, po krvi, po mišićnoj strukturi, po kapilarnom sustavu, ona se može na nekim mjestima zaustavljati. Oko sebe može izazvati začepljenja s obzirom na činjenicu da tamo postoje takozvane stanice-odvodi i stanice-izvori. O odvodima se radi kada dolazi do začepljenja u vezi s tumorom, a o izvorima kada dolazi do rastvaranja tkiva. Informaciona struktura se mijenja, a ujedno se mijenja i molekularna struktura okolnih stanica. Jezgra zdrave stanice se pomiče te se pojavljuju i drugi procesi, koje također treba poznavati. Oni se pak odnose na bolesti krvi. Kada je tumor prisutan, krv je podložna promjenama, naročito ako je bila izvedena popratna resekcija. Kako bi se moglo upravljati bilo kojim događajem, potrebno je preoblikovati informaciju koja se siječe s informacijom normaliziranih stanica u informaciju unutar-staničnih događaja. Tada dolazi do normaliziranja makro događaja pomoću normi mikro događaja.

Druga etapa

Ovdje je riječ o tome kako obnoviti strukturu tkiva nakon što je bila odstranjena.

Prilikom obnavljanja malignih struktura valja znati da jedan od faktora koji ubrzavaju obnavljanje predstavlja struktura kompenzacije organa. Informaciona struktura je prvobitna struktura, zato što se obnavljanje stanica u cijelom organizmu mora odvijati na nivou kompenzacije. Organizam se treba nalaziti u informacionim kanonima, barem kada se radi na njemu. Živčani se sustav proteže od mozga do one strukture gdje postoji matrični oblik. On se formirao ranije. Treba razumjeti jedan od sljedećih načina upravljanja signalima i stanicama. Ja ne pružam materijal za davanje smisla, nego za razumijevanje. U svakom trenutku potrebno je razumjeti nešto novo. Davanje smisla je krajnji moment. Tehnika pristupa informacijama je takva da u svakom trenutku postoji metoda, a njoj se može dati smisao na razne načine, na osnovi

10

© Г. П. Грабовой, 1996

različitih kriterija. *Treba imati početno znanje.* Početnu strukturu svatko može samostalno razvijati. Predstavljam ovaj sustav: *ako je osoba odlučila nikako ne umrijeti, onda će uvijek morati o nečemu razmišljati.* To će biti spoznajna teorija i praksa. Kada se govori o tome da je Isus nagovijestio eru besmrtnih, uključujući i epohu uskrslih, postavlja se pitanje prostorno-vremenskog kontinuuma te realnosti. Gdje, kada i kojim stvaralačkim načinom? Gdje su arhivi te informacije, koje je neophodno rekonstruirati, u kakvom prostoru? *U tehnologiji se pitanje uskrsavanja i besmrtnosti fizičkog tijela rješava na nivou konkretne prakse.* Na primjer, kada ja proizvodim vibraciju riječi „besmrtnost" i „uskrsnuće" na audio zapisu, tada dolazi do raspadanja stanice raka. Tako proizlazi da su ove riječi pozitivne. Već tu treba proučavati ove procese. Međutim, kada dođu ljudi koji nemaju neku strukturu tkiva (nema je na rendgenu), a zatim se ona pojavi, tu se već radi o procesu obnavljanja, regeneracije tkiva. Uz to, ako se zađe dublje u strukturu razumijevanja, pokazuje se da je moguće proširiti rezultate na sve druge organe, pod uvjetom da čovjek to uspije spoznati. Onaj tko to brže spozna, brže će riješiti problem.

Struktura regeneracije organa koji su prošli stadij odstranjivanja (resekcije). Zasad ću govoriti o nivou, koji nije u potpunosti matrični nivo, ali objasnit ću s čim je to povezano. To može biti nivo vašeg razmišljanja i razumijevanja samog sebe. Kada se radi o tome da se treba regenerirati, postoje kriteriji po kojima se svijest protivi. Oni su tako definirani, jer postoji jedna veoma snažna sfera informacije: pri resekciji organa raspadnuto se tkivo ne može regenerirati. Zbog čega ja koristim matematiku? Zato što je veoma teško negirati formulu. Teško ju je na neki način odbaciti. Nju je moguće ispisati, staviti na papir i to je to, završen posao. Na nivou čovjekovog mišljenja ipak postoje neki argumenti da je to nemoguće. To je veoma važan faktor. Na primjer, izvodio sam fenomen regeneracije tkiva u cilju publiciranja tih materijala u novinama. Materijalizirao sam dva

© Г. П. Грабовой, 1996

11

predmeta u stanu kojeg nisam poznavao. Napravili su izvještaj, zabilježili sve i stavili novinski pečat. Postoji u ovom fenomenu osnovni element: ne smije se opteretiti percepciju svjedoka koji prvi put promatraju materijalizaciju. *Eksperiment se može izvoditi kada svi imaju isti cilj, kada dopuštaju pojavu tkiva.* Čim su svi to dozvolili, pojavila su se ova dva elementa. U danoj točki, u danom prostoru, pojavljuje se materija. Ona funkcionalno može biti i anorganskog podrijetla.

Kada se pojavi struktura koja ne postoji u čovjekovom tijelu, onda ona može biti funkcionalna. U nastaloj materiji nema logičkog, determinističkog problema. Ovdje je riječ o problemu ulaska u strukturu tkiva na nivou njene funkcije, na primjer beskonačnosti. Ako čovjek nema dio pluća moguće je projicirati strukturu koja se u osnovi ne može uništiti. Postoje slične povijesne činjenice. Ja sam praktičar i radim u praksi. *Prilikom obnavljanja oblika informacije, makar i na nivou razmišljanja, onda kada imate podatke o toj činjenici, treba imati sposobnost prenošenja tog oblika informacije u realnost. Osnovni je element ovdje dozvola,* to jest element postojanja ovakve točke gledišta. Čim vi dopustite ovakvu točku gledišta, onda je sve daleko jednostavnije. Međutim, čovjek mora shvatiti što on to treba činiti, da bi se to ostvarilo. Postoji nivo različitih metoda. Ja uglavnom pružam ono što po mom shvaćanju povezuje više aspekata.

Postoje događaji u budućnosti. Oni imaju beskonačni niz. Ovaj oblik informacije, gdje događaj sadrži beskonačan broj budućih događaja, to i jest buduća informacija, jer je prošlost ograničena pojavnim momentom. Prilično je to složen psihološki i socijalni kriterij. Budućnost je pak vrlo neshvatljiva. Na tom se elementu neshvatljivosti temelji aktivacija staničnih struktura. Budući događaj predstavlja element trenutnog jačanja informacije. *Kako bi se stvorio organ, tkivo ili cijeli organizam treba razmišljati o sustavu aktiviranja kontura svijesti u trenutku čovjekove percepcije.*

12

© Г. П. Грабовой, 1996

Kontura svijesti je prostorno-vremenski pojam. Prelazim odmah na specijalnu terminologiju da ne opisujem sve te momente na nivou geometrije. Ti termini su ionako razumljivi.

Nadalje, kada budemo govorili o tome *kako ojačati tkivo do nivoa apsolutnog zdravlja, potrebno je iz budućih događaja iznaći one vremenske konstrukcije-intervale i one vremensko-prostorne konstrukcije koje stvaramo.* Uvjetno govoreći, moguće je već u sljedećoj sekundi dobiti zdravo tkivo, ako se pravilno pristupi sustavu neuništivosti vanjskog svijeta. Također je moguće promatrati na CT skeneru kako nestaje tkivo tumora u vrijeme moje seanse. Taj proces može biti veoma kratak. Postavlja se pitanje kako doći do toga da ta stabilnost postane beskonačna u svakoj strukturi, naravno nakon što smo prvo dosegnuli stadij normalizacije. Ta beskonačna linija budućih događaja ima još i svojstvo pritiska, i to pritiska u sadašnjosti. Ja sam je specijalno razbio po intervalima. Postoji shema: budućnost, prošlost, sadašnjost. Jedna je od mogućnosti ta, da je *glavna os beskonačnog spektra budućih događaja u priličnoj mjeri podložna upravljanju. Prema mjerenjima ispada da izvor informativne strukture predstavlja točka između obrva. Prosječno se kod čovjeka otuda proteže segment dug 5 metara.* To vrijedi za svakog čovjeka, čak i pri rođenju. Razlike u duljini segmenta kreću se između plus i minus 2 milimetra.

Ovom se informacionom linijom može upravljati. S tehnološke se strane ona prenosi na plošnu vertikalnu strukturu putem usmjeravanja pažnje na kažiprst desne ruke od 22.00 do 22.17 sati. *To je sustav pojačane koncentracije.*

Kada se prvi put koncentrirate na prst, stvara se neko dvostruko prostranstvo te se još jednom koncentrirate na isti prst. Dobiva se sustav udvostručavanja. Vi imate dva informaciona polja koja odgovaraju istoj ruci. Prvo, dakle ono koje realno postoji, to je jedno polje. Vi uvodite informaciju o drugom polju, istovremeno stvarajući matricu drugog polja te počinjete stvarati tkivo. To se naziva

© Г. П. Грабовой, 1996

13

tehnologija stvaranja tkiva. Pomoću te tehnologije se događaj, koji se percipira kao jedna izviruća zraka (različite debljine, 1-2 mm), odmah projicira prilikom mjerenja na područje stvorene materije. Treba znati kako prenijeti ovaj površinski sustav upravljanja na vašu percepciju u prostoru. *Vi hodate, jedete, nešto promatrate, a ta vas površina stalno regenerira. Radi se o stvaranju određenih informacionih struktura koje neprestano regeneriraju tkivo.*

To je jedan od elemenata upravljanja prostorno-vremenskom perspektivom.

Kada smo ovladali tom idejom, moguće je recimo ne pasti sa visine. Ovdje je riječ o levitaciji. Nivo ne-pogibanja: pad – levitacija. Postoji sustav preživljavanja. Treba težiti da on bude apsolutan. Tada će se mnogi procesi lakše spoznati. Kada na ideološkom planu postoji težnja ka ovom prirodnom preživljavanju i regeneraciji tkiva, onda će se mnogo jednostavnije razumjeti razni procesi. Matematika je znanost koja koristi beskonačne nizove te su zato matematičari bliži stvarnosti.

Ovaj materijal sadrži promišljanja, metode i konkretnu praksu. Postoji međutim *jedan zakon po kome promišljanje već i je praksa upravljanja, čak i više nego nešto fizičko.* Cilj je samo jedan: postoji problem i jedino je potrebno riješiti ga. Misli filozofskog, konceptualnog i tehnološkog karaktera trebaju se primjenjivati tako da bi se problem riješio u potpunosti.

Mehanizam izdvajanja aktivnih matričnih stanica

Postoji mehanizam izdvajanja aktivnih matričnih stanica, koje proizvode modificirane stanice tumora, preko pojačanog izlučivanja žuči. Pojavljuje se zapravo izomorfni oblik. Izomorfnosti se pojavljuje na nivou informacije onda kada je stanica odijeljena prirodnim strukturama izdvajanja. U crijevima i organima postoji sustav za izlučivanje žuči. Tokovi koji se nalaze u opni žuči također

14

© Г. П. Грабовой, 1996

nisu fiksirani i uspješno se izdvajaju.

Specifično je da *kada se žuč izdvaja u velikim količinama javlja se element slabosti.* To je neaktivni element. On je povezan s osnovnim funkcijama organizma. On je sekundaran. Postoji i optimalan proces izdvajanja žuči iz organizma. Do slabosti dolazi ako je izdvajanje prekomjerno. U svakom slučaju ipak ne bi trebalo doći ni do kakvih loših reakcija, čak se ni čovjek ne bi trebao loše osjećati. Objektivni je proces stvar za sebe. Poželjno je da čovjek ne osjeća tegobe. Najvažnije je rješavati konkretne probleme uz relativno točnu korekciju u odnosu na stvarnost. Stvarne je probleme potrebno rješavati i točno dijagnosticirati njihovo stvarno rješenje bez ikakvih ograničenja. S obzirom na to treba shvatiti da *u čovjeku postoji informacioni centar... Ja dovodim u vezu informaciju vezanu uz pojam takvog centra s informacijom mikro i makro sredine na nivou stanice.* To je jedan od načina shvaćanja pojma Kundalinija. U svakoj stanici postoje određeni mikro procesi, kojima upravlja struktura staničnih funkcija te se odvija interakcija sa cjelokupnom vanjskom sredinom, uključujući i segmente same stanice.

Najzad, pojavljuje se određena točka gdje nema ničeg osim praznine, odnosno beskonačnosti te uzajamnog djelovanja na nivou vizualne percepcije, koje se statički ne može zabilježiti. Tako *ako bi se stanica razbila na milijun elemenata, svaki element stupa u interakciju sa cjelokupnom vanjskom sredinom, sa svakim elementom organizma. Može se razbiti na još milijun elemenata. Tada počinjemo osjećati svjetlosnu prazninu, odnosno određenu bijelu svjetlost te se rađa pojam izvora.* Pojam Kundalini u staroarapskom prijevodu znači: *Kun* – iz, *Dalini* – koji izlazi iz svjetlosti. U indijskom tumačenju Kundalini predstavlja energiju, svojstvo sile. Ja ću ga objasniti prema još starijem tumačenju, koje se pojavilo u Egiptu. Prema njemu informacioni centar u čovjeku sadrži jednu od projekcija ljudske svijesti koja se naziva Kundalini. Identificirati druge projekcije i dati im poznate ili nove nazive može

© Г. П. Грабовой, 1996

15

se napraviti poznavanjem zakona svijesti: kretanje misli dobiva smisao u samoj misli.

Ako uzmemo da je to izvor svega, onda se može shvatiti da je izvor, u ovom slučaju i izvor procesa tumora, određen svjetlosnim spektrom. Treba shvatiti kako se na pozadini bijelog spektra obnavljaju druge strukture, energije bijelog. Treba izvesti strukturu koja će omogućiti poimanje smisla bijele boje. *Poimanje smisla bijele boje i energija bijelog različite su informacione strukture, informacioni oblici.* Ja govorim o shvaćanju smisla bijele boje, jer se na bijelom sve vidi. *Ako se organizam razmatra na nivou strukture bijele boje, onda su svake druge promjene informacije u organizmu druge boje.* Ja vam dajem strukturu primarne dijagnostike, samo-dijagnostike. Progresivni procesi poput tumora zahtijevaju konstantnu dijagnostiku. Prije nego legnete spavati usmjerite vašu pažnju na ušnu resicu desnog uha i pripremite se za sustav recepcije bijele boje. Svako odstupanje od bijeloga u snu, bez suvišnog utroška misaone energije (bez teškoća za vrijeme sna), može potaći kontrolu nad zdravljem.

Kontrola je već rješenje problema. To je evidencija pojavljivanja novih stanica, prevencija recidiva. Drugi je moment taj da *se negativna informacija ne smije javiti čak ni na misaonom nivou.* Informacija o staničnim strukturama, koje ne odgovaraju vašem zdravom organizmu, ne smije se javljati čak ni na informacionom nivou. Stoga, *kada se radi o izdvajanju strukture tumora iz tkiva, treba misliti o tome kako otvoriti informacione kanale.* Zbog toga postoji rakurs neba. Čovjekova percepcija izvire iz ramena. Oko glave čovjek reagira na obrise plave boje, a na vrhu glave reagira na nebo. Tako se otkriva informacioni kanal, pri čemu se nebo osjeća kao da iz glave izlazi informacija o stanicama.

Treba kontrolirati put tog izlaženja. Na nivou misaonog procesa postoji putanja kojom se kreće sastav stanice, gdje ukrštene stanice čine segment sekundarne matrice. Na nivou matričnih oblika

16

© Г. П. Грабовой, 1996

proistekla je odgoda događaja. Izdvojene stanice na nivou informacije ne trebaju se presijecati i ne trebaju proizvoditi svjetlosne obrise. Tu je sada potrebno kontrolirati svjetlosne impulse. Kada se vrši promatranje, pojavljuje se zanimljiva slika. Glavno je da se one ne sijeku. Treba organizirati sićušne paralelne sustave kontura i odrediti za svaku stanicu posebnu konturu. Na nivou konture oko glave treba prikazati nekoliko krugova i cilindara. *Svaku stanicu treba izdvojiti kroz posebni cilindar. Pritom se cilindri ne smiju presijecati. To je model mozga.* Kada dođe do aproksimacije materije, dobije se model mozga. Pri radu s vanjskim beskonačnim strukturama, mozak funkcionira upravo u obliku takvog modela. On funkcionira na nivou signala koji se ne presijecaju. *Razumijevanje ove strukture umnogome i kvalitetno ubrzava proces razmišljanja, pa proces reprodukcije stanica tumora ne uspijeva ući u informaciju vašeg organizma.* Na taj način čak obično razumijevanje štiti. Na tom je principu moguće zaštititi se od svakog negativnog utjecaja. Vaš organizam počinje reagirati brže na vanjsku informaciju nego na informaciju tumora. Tumor je specifična intelektualna snaga koja ima informativnu snagu, svoje zakone širenja i svoje funkcije usmjerene ka određenom cilju. Vi to trebate nadjačati. Treba imati mehanizam pomoću kojeg se to može nadjačati. Dok primjenjujete moju strukturu upravljanja informacijom, vi odlučujete koju metodu primijeniti. Ja uvodim specifično pojednostavljene varijante, to je jedna od točaka gledišta. Međutim, ova točka gledišta omogućila je ljudima, čak u slučajevima progresivne metastaze raka 4. stupnja, da se potpuno izliječe od raka poslije mojih seansi ili obraćanja meni u mislima. Vi trebate odabrati točku gledišta u danom trenutku. Pokušajte upotrijebiti svaku metodu, čak i onu manje poznatu, ali koja sadrži pozitivne strukture. Kako ih upotrijebiti? Sustav upravljanja je pred vama. Vaše vlastite misli su sa vama. Ja ću vam sada govoriti o sustavu misaonog prostora, o tome kako se ovaj sustav siječe s realnošću i gdje se on može iskoristiti za upravljanje. U čemu se razlikuje predodžba od upravljanja? To je nešto što se može spoznati.

© Г. П. Грабовой, 1996

17

Struktura upravljanja događajem

Metodologija spoznaje za <u>konkretan tretman</u> raka i životnih neprilika.

Proces rada.

Ova informacija, koja čini određeni problem, nalazi se na nivou čela. U sredini između obrva postoji točka. Ako se povuče zraka koja je okomita na površinu čela, onda će na toj zraci biti sfera promjera 2 cm. U toj sferi postoji informativni izvor problema. Kada se problemi formuliraju, na nivou se geometrije nalaze tamo, malo dalje od kože na površini čela. *Kako bi se ovi problemi realizirali postoji gornji informacioni centar* nad čovjekom. Taj centar se nalazi iznad nivoa površine glave, također 2 cm po vertikali. Tamo je *najniža točka sfere promjera 5 cm. Sfera se sastoji od sedam segmenata. Prvi segment usmjeren je u pravcu nosa. Ako sučelimo informaciju problema sa informacijom ovoga segmenta, počinje rješavanje tog problema.* Pružam tehniku upravljanja događajima i poznavanja vanjske informacije. Ova struktura omogućuje da se prilično brzo upravlja situacijom, ako se uz to još poznaje tehnologija koncentracije. Pri tehnologiji koncentracije čovjek ne slijedi razmatrane geometrijske veze, nego *rješava problem putem koncentracije,* na primjer usredotočivanja na mali prst desne ruke *od 22.00 do 22.03 sati. Kako se to radi?* Navečer prije spavanja, recimo u trajanju od oko tri dana, misaono se umeće informacija o usmjeravanju vaše pažnje s jednim vremenskim ciljem, a to je rješavanje problema. Sama se pažnja ne mora posebno usmjeravati i ne morate gledati prst. Morate međutim odlučiti da će vaša pažnja u naredna tri dana biti usmjerena upravo na taj prst od 22.00 do 22.03 sati.

Ovaj sustav upravljanja nazvat ću <u>koordinatni sustav vremena</u>. Svi pojmovi, koje sam posebno definirao, omogućuju vam upravljanje na asocijativnom i logičnom nivou već na osnovi percepcije tih

© Г. П. Грабовой, 1996

pojmova. U nekim slučajevima, kada počnete to raditi, u ovim će se vremenskim intervalima pojaviti osjet. Dakle svaka bolest ima vremensku strukturu. Stoga, za oporavak organizma od bolesti, moramo znati raditi s vremenskim aspektom toga procesa. *Jedan od elemenata oslobađanja od bolesti ili neke životne neprilike jest izdvajanje informacije odgovarajućeg vremena iz općeg oblika događaja.* Svaki događaj ima oblik. To je logički jasno, a može se i vidjeti pomoću vidovitosti ili preko numeričke analize informacije. Kako bi budući događaji imali kanonski oblik, adekvatan zdravlju i pozitivnom stanju, možete se koristiti elementom izdvajanja vremena koje je stvorilo negativni element događaja u sadašnjosti. Shema je prilično jednostavna po svojoj logici. Ako postoji neka bolest znači da se ona formirala tijekom određenog vremena. Ako postoji životna neprilika, ona se formirala u etapama. Vi ste u određenom trenutku donijeli neku odluku i nešto je pošlo po zlu. Postoji vrijeme kada se to formiralo i ono vrijeme kada je konkretno došlo do toga. Na taj se način vrijeme razbija na niz paralelnih procesa. Jedan dio vremena formira jednu situaciju, drugi dio vremena drugu situaciju, i tako dalje. Ako se u svijetu svaki trenutak nešto formira, onda za svaki stadij procesa postoji određeno vrijeme.

Predlažem da primijenimo ovaj model razmišljanja na konkretni slučaj adenokarcinoma. *Treba znati kako odbaciti vremensku konfiguraciju koja je formirala proces.* Tu vremensku konfiguraciju treba izvući iz budućih događanja. Proces izvlačenja tih konfiguracija ostvaruje se pomoću pretvorbe. Nije riječ o tome da se to odnekud uzima i nekamo premješta, nego se *jednostavno preobražava u pozitivnu strukturu vremena.* Proces se zasniva na usmjeravanju pažnje na mali prst desne ruke. *Možete također usmjeriti pažnju na spektar boja od 22 sata, jedan ili dva puta u toku sata.* Probajte si što jasnije predstaviti sve boje, *to je princip harmonizacije i kanonizacije informacione strukture.* Logička veza dovoljno je jasna. Ja dajem sustav upravljanja događajima. Događaji i zdravlje

© Г. П. Грабовой, 1996

19

bitni su konačni elementi. Kako bismo upravljali događajima, treba poznavati specifičnost uzajamnog djelovanja vlastite informacije i informacije kojom upravljate.

Kada dajem znanja preko audiokasete, potrebno ju je slušati da bi se razumjela. Postavljeni se cilj također može realizirati putem koncentracije na rezultate prilikom slušanja audiokasete. Ona prilikom slušanja daje pozitivan rezultat, a ima također i sposobnost regeneracije u promjeru od 27 metara, ako se nalazi u kući ili uz vas. Mnogi je stavljaju na oboljela mjesta i bol nestaje. Treba je se nositi sa sobom. Prilikom presnimavanja oblik se informacije koju ona sadrži ne mijenja. Na preostali dio može se snimiti bilo koja druga informacija, na primjer glazba koja vam se sviđa, pa preslušavati tu kasetu. Sve ovo vrijedi i za videokasete s mojim metodama i rezultatima.

Kanonizacija događaja bilo kojeg nivoa

Trebate pronaći mehanizam upoznavanja vaše percepcije. Vi se bavite sustavom spoznaje između realnosti i upravljanja. Rješenje vašeg problema, kao što je izlječenje, predstavlja sustav spoznaje: urediti događaj tako da se ubuduće, prilikom svakog pregleda, pokazuje poboljšanje i normalizacija te da ni u kojem slučaju ne dođe do pogoršanja. *Vi trebate znati odakle uzeti informaciju i kako njome upravljati.* To je tehnika upravljanja na nivou razumijevanja dviju struktura. Unutrašnje viđenje je sustav skrivenih procesa. Vi se bavite teorijom i praksom spoznaje o upravljanju situacijom. Problem za koji ste tada znali se poslije preslušavanja snimke odjednom mijenja, pomiče se informacioni nivo. *Stjecanjem novih znanja stvara se novi oblik informacije. Postoji izvjestan opseg ukupne informacije promjera 2 metra (u trenutku kada ste došli).* Kada ste primili novu informaciju, promjer se povećao za 1 mm. Prema tome, vi umnogome već razmišljate u okviru drugih konstrukcija. To je praksa i vi trebate razumjeti konkretnu praksu.

20

© Г. П. Грабовой, 1996

Oblik se informacije mijenja. Vaša aktivna točka informacije sada je geometrijska površina, odnosno produžetak kažiprsta lijeve ruke. Ako se povuče ravna crta preko nokta ovog prsta, tada se na udaljenosti od 2 mm nalazi sfera promjera 2 mm. Sada je ta točka najaktivnija. Nju tada treba kanonizirati. Ja vam svaki put dajem metodu spoznaje. Ta metoda spoznaje nije statična struktura. Vi morate u svakoj sljedećoj etapi saznati nešto novo da bi brzina vašeg spoznaje bila veća od brzine procesa bolesti ili od brzine procesa razvoja bilo koje negativne informacije. Informaciju treba koristiti izravno. Vi znate proces. Kako bi tkivo bilo zdravo treba koristiti informaciju na dva načina:

1. Putem spoznaje, koja i sama regenerira.

2. Kada počinjete konkretizirati znanje, tada ga počinjete i primjenjivati.

Na primjer, počinjete upravljati informacijom u produžetku kažiprsta lijeve ruke. Osjetili ste da se sfera tamo već normalizirala, a osjet dolazi kasnije. Taj se osjećaj dugo zadržava. Ako postoji osjećaj, tada on veoma dugo traje. Vi trebate to sagledati na nivou logike, dakle razumjeti. Ja vam dajem prikaz tog razumijevanja. *Smisao je u tome da brzina mišljenja bude veća od brzine reakcije bolesti. U čovjeku se stvara zaštitno polje kroz koje informacija bolesti više ne može proći.* Čim ona više ne može proći to je to, bolesti nema. Čovjek napravi testove koji pokazuju da je sve u redu.

Kako napraviti da brzina razmišljanja bude brža od razmjene informacije na drugom polju? Teoretski svi su uvjeti jednaki za sve objekte informacije. *Bolest je također objekt informacije. Razne aktivnosti također su objekt informacije.* U budućoj slici života, u toku događaja, neki će objekt postati primaran, to je onaj koji će brže zauzeti tu točku u prostoru. Za vas je u tom sustavu upravljanja događajima važno da razvijete razmjenu informacija s vanjskom sredinom u toj mjeri, da možete shvatiti kako što brže zauzeti tu točku, gdje nema bolesti ili problema, bilo vašeg bilo nekog drugog.

© Г. П. Грабовой, 1996

21

To je teorija i praksa. Pratio sam kako se odvija dinamika. Dosta je vaših stanica već preoblikovano. Morate ubrzati taj proces. Što ga više uspijete ubrzati, utoliko bolje za vas.

Pitanje: „Da li se koncentracija na malom prstu odnosi samo na adenokarcinom?“

Odgovor: „Ne, to je sustav upravljanja događajima. Adenokarcinom mijenja oblik narednog događaja, koji ima svoj kanonski oblik. Recimo da je to elipsoidni oblik, ako je riječ o periodu od 20 godina. Događaji, koji odgovaraju tom prstu kada ste imali 20 godina, bili su elipsoidnog oblika. To je činjenica, ništa ja ovdje ne pretpostavljam. Taj oblik se već počeo mijenjati. Ne smijete se baviti samo budućim aspektom, nego shvatiti i uzrok. Zašto se to vama dogodilo, pa čak i na nivou oblika informacije? Morat ćemo primijeniti princip skeniranja.

Dok sjedite udobno, predočite si sve događaje iz vašeg života u određenom obliku pokraj sebe. Oblik može biti raznolik i raznovrstan. Počnite ga skenirati mozgom. Informacija se nalazi u datoteci u kompjuteru, na listu papira ili u nekom obliku. Vi trebate skenirati to polje i pronaći gdje je ono promijenjeno, a ako vam je jednostavnije raditi sa cjelinom, počnite s makro strukturom. Kad ste skenirali polje, našli ste izmjene u nekom području i shvatili ste zbog čega je do toga došlo. Našli ste mračni sadržaj, izbacili ste ga i ubacili svjetlost.“

Pitanje: „Kako mogu shvatiti zbog čega je do toga došlo?“

Odgovor: „Vi to ne morate shvatiti. U početku se čak možete osloniti na osjećaj. Osjetit ćete da je polje izmijenjeno, da nešto nije u redu.“

U svakom čovjeku postoji sustav kanonizacije vlastitog života, sustav unutrašnje dijagnostike, odnosno norma za društveni život, za zdravlje i za sve ostalo. Vi težite pronalasku svog dvojnika gdje je sve to na svome mjestu. Pomoću njega skenirate. Vaš dvojnik su

© Г. П. Грабовой, 1996

vaši događaji koje sami stvarate. Ja se bavim objektivizacijom ovih procesa. Zato vam i pokazujem kako se radi s oblikom pomoću osjeta. Osjeti mogu biti različiti, ali kao dodatno sredstvo kontrole nad stanjem oni su unificirani. Organizam je hermetična sredina. Treba pronaći ulaznu točku. Na bubregu možda i nema karcinoma, ali bubreg može biti provodnik na nivou informacije. Svi se ljudski organi i sve stanice nalaze u informacionoj sferi. Konačan ishod je da čovjek mora biti zdrav. Mnogi se ljudi ne trebaju ni razboljeti.

Informacija o bolesti, to jest informaciono polje ulazi u sferu putem kontaktne točke na vanjskoj površini. Vaša je kontaktna točka, kada vam je bilo 20 godina, bio vaš desni bubreg. Informacija je počela tuda prolaziti i postepeno je došlo do toga da se prije 10 godina pojavila primarna stanica. Zatim je ta stanica počela gasiti impulse u desnoj moždanoj polutki. Mozak tada gubi kontrolu nad područjem gdje je nastao adenokarcinom, potpuno strano tkivo. Mislim ovdje na vaš model razmjene informacija. U kanonskom obliku čovjeka ne postoje bolesti. Bolest je vanjska informacija. Negdje ste je propustili u objekt informacije, koji odgovara vašem zdravlju. Ja govorim samo o obliku informacije, a ne s čim je to povezano. To nije bitno. Vama je najvažnije da se izliječite od bolesti. Naravno, ako izlječenje zahtijeva znanje, na primjer intenzivno učenje, onda to treba uzeti u obzir. Međutim, u ovom slučaju govorim samo o obliku.

Pitanje: „Kako da si predočim mali prst: u prirodnom obliku ili u obliku rendgenskog snimka?"

Odgovor: „Mali prst si treba misaono predočiti ili ga pogledati."

Za vrijeme koje dajem karakteristična je najveća aktivnost informacionih izvora, koji služe čovjeku u procesima razmjene s vanjskom sredinom. To je vrijeme pogodno za strukture upravljanja.

Kako bi se dobio potreban rezultat prilikom koncentriranja u bilo

© Г. П. Грабовой, 1996

koje doba, treba na to vrijeme proizvoljne koncentracije primijeniti pretvorbene vrijednosti. Pretvorbene se vrijednosti određuju prema prirodnim zakonima razvoja vašeg spoznaje.

Sljedeći element upravljanja: pomoću unutarnjeg oka vi gledate prema naprijed. Vidite objekt informacije koji liči na dugu. Vi se trebate prilagoditi cjelokupnom vidljivom spektru boja i otuda krenuti bez napora. Dovoljno je sada samo zamisliti boju, makar na trenutak. To je sustav upravljanja događajima bilo kojeg nivoa, odnosno kanonizacija događaja bilo kojeg nivoa. Ovo govorim imajući u vidu vaš problem i sa stajališta vaših saznanja. Bolest je jedan od vaših problema. Svaki problem možete formulirati i djelovati na njega, pa tako i upravljati njime. Dodatni recept (sustav malih koncentracija):

1 žlica gospine trave (kantarion)

1/3 čajne žličice sode bikarbone

200 ml vrele vode

Promiješati, držati poklopljeno tri dana. Procijediti i ostaviti tri dana. Namočiti zavoj (krpu), staviti preko noći oblog na sredinu stopala i tako 10 dana zaredom. Mješavinu čuvati u hladnjaku 7 dana.

Ovo sredstvo se koristi za ionizaciju tkiva.

Metoda upravljanja situacijom u određeno vrijeme

Metoda se zasniva na činjenici da je za upravljanje situacijom neophodno poznavati informaciju budućnosti te što se događalo u prethodnim etapama, odnosno kako su elementi upravljanja u prethodnim etapama utjecali na situaciju. Ako je recimo u pitanju bolest, objektivizacija situacije može se napraviti pomoću sredstava kontrole. Ako je u pitanju događaj, to se može napraviti putem regulacije situacije. Medicinski instrumenti daju informaciju o stanju čovjeka. Mnoge se bolesti razvijaju prilično dinamično. Zbog

24

© Г. П. Грабовой, 1996

toga je neophodno znati kako se odvija upravljanje situacijom i moći dijagnosticirati svoj vlastiti rezultat upravljanja. U ovoj ću etapi dati sustav upravljanja pomoću dijagnostike preko vlastitih rezultata.

Prvi element.

Usmjeravanje pažnje na šake i stopala od 22.00 do 22.05 sati. To je koncentracija zatvorenog ciklusa, odnosno dijagnostička koncentracija, koja se izvodi po potrebi. Trebate promatrati nokte na palcima ruku. *Usmjerite pažnju na šake i stopala, gledajte u nokte oba palca* te probajte nekako unutrašnjim okom vidjeti da se tu nalaze neki segmenti koji se križaju i protežu se od prstiju prema gore. Ruke si možete predočiti kako vam je volja, upotrijebite maštu. *Mašta je sustav koji upravlja strukturom.* Vi zamišljate kako se ovi segmenti kreću i presijecaju. Oni se mogu kretati veoma dinamično, u raznim smjerovima. Zapamtite onu točku gdje su se segmenti presjekli, dakle tamo gdje se segment koji izlazi iz desnog prsta siječe sa segmentom iz lijevog prsta. Oni će se u roku jedne sekunde obavezno negdje presjeći. Dakle, ako se koncentrirate 4 sekunde, možete prekontrolirati čak četiri organa. Za ovo je potrebna praksa. To je objektivni proces i njega treba shvatiti. Shvatiti znači učvrstiti prvo što vam padne na pamet. Na mjestu gdje su se segmenti presjekli, pojavljuje se određeni sjaj. To je centar organa u kojem je došlo do promjene. Video oprema bilježi ovu pojavu.

Pitanje: „Kako mogu odrediti koji je to organ?"

Odgovor: „Najprije ugledate centar organa, on svijetli. Zatim probajte ispustiti izvjesne nježne valove kroz desnu ili lijevu polutku mozga, te tako opipati i saznati koji je to organ s obzirom na anatomiju."

U slučaju da ne poznajete anatomiju dat ću vam ovakvu sliku organizma. *Organizam se dijeli po segmentima na 10 dijelova.* Postoji sustav skeniranja organizma putem vizualnog promatranja. Počevši od lijevog malog prsta (s lijeva na desno), tako se i organizam dijeli

© Г. П. Грабовой, 1996

25

po segmentima počevši od nogu i završavajući s glavom. Možete se koncentrirati na iste one nokte. Ne tražite one zrake, to je drugi element, već se jednostavno koncentrirajte na palce ruku, a zatim na stopala. U onom prstu u kojem se pojavi osjet, u tom je segmentu tijela došlo do promjene. Segmenti su sljedeći: mali prst lijeve ruke odgovara donjem segmentu (0,1 prema 1 geometrijske dužine organizma), mali prst desne ruke odgovara gornjem segmentu, i tako dalje. Uzima se čitava dužina tijela, podijeljena na 10 dijelova. Donji segment odgovara malom prstu lijeve ruke, onaj iznad njega sljedećem prstu i tako dalje. Čim u nekom prstu osjetite bockanje, to jest aktiviranje kožnih reakcija pri koncentraciji, prebacite pažnju na odgovarajući segment organizma. Kada krenete više u detalje, moći ćete odrediti organ, stanicu, elemente u tragovima i tako dalje. Elementi detaljiziranja formiraju se slično kao i elementi cijelog organizma. Kada percipirate prst na drugi način, recimo u obliku rendgenskog snimka ili na bilo koji drugi način, u općoj se sferi nepromijenjene percepcije to može usporediti s osjetima na površini prsta. Onaj prst koji se ističe, odražava promjene u odgovarajućem dijelu organizma.

Drugi element.

Sustav dinamičkih stanica.

Kako bi se pomoću koncentracije na prst izdvojila stanica ili preuredio događaj, neophodno je najprije utvrditi u kojoj se zoni nalazi indikator te stanice ili događaja. Zatim se treba potruditi izdvojiti stanicu preko mokraćnog sustava i preoblikovati događaj pomoću bilo koje informacije, koja je vanjska u odnosu na događaj. *Treba se nastaviti koncentrirati na palce, a ne na mjesto gdje je otkrivena negativna informacija.* Svi su ostali procesi spontani. Kada vam desni mali prst u periodu od 22.00 do 22.17 sati daje signal, odnosno zagrijava se ili nešto slično, to se onda naziva dijagnostička procedura. Istovremeno je to i procedura korelacije koja vas regenerira. *Stanicu i sve što je neadekvatno izmijenjeno u vama, vi možete putem ove*

26

© Г. П. Грабовой, 1996

koncentracije izdvojiti na nivou informacije. Ja mogu vidjeti kako se to izdvajanje odvija, kroz koje stanice i na koji način. Ako vas to zanima, možete se promatrati preko sustava dijagnostike. Kada ste to vidjeli, opet se vratite na sustav koncentracije, koji je gore prikazan. To je metoda objektivizacije staničnih struktura. Tjedan dana nakon toga se prekontrolirajte i pogledajte što se izmijenilo. Barem jednom tjedno obavite dijagnostiku. Možete je raditi svaki dan, pa i češće. Što više to bolje. Dijagnostika i upravljanje počinju u trenutku koncentracije, a realiziraju se odmah te u toku narednog vremena. Nakon deset dana imat ćete prvu strukturu dijagnostike, kao i upravljanja organizmom i događajima.

Temeljna znanja pri podjeli faza organizma na nivou informacije

Ovdje će se razmatrati problem ovisnosti o drogama. Kao i u svim ostalim slučajevima, metode, koje se dobivaju za rješavanje jednog problema, primjenjive su i za rješavanje bilo kojih drugih problema. Stoga posebnu pažnju treba posvetiti razvijanju duhovnih impulsa za upravljanje informacijom putem logične i asocijativne percepcije mojih tekstova. Sve su informacije u odnosu na duhovno upravljanje jednako vrijedne.

Definiranje informacije

Svaki realni objekt predstavlja informaciju. Informacija se prihvaća kao apstraktna ili konkretna veličina. Ona se može osjetiti, a osjeti se mogu preobraziti u buduće događaje. *Ako postoje izvjesna znanja, onda ona mogu mijenjati realnost u budućnosti.* Na primjer, ako postoje znanja o otporu materijala, onda se može računati na stabilnost konstrukcije. Muzičar može svirati prema notama i slično. To su znanja za upravljanje informacionom strukturom. Na nivou je logike dovoljno shvatiti da je svaka informacija sadržana u obliku. Knjiga ima jedan oblik, stol drugi itd. Volumen videozapisa u kompjuterskoj obradi također ima oblik informacije.

© Г. П. Грабовой, 1996

27

Po logici uspoređivanja informacionih struktura, dat ću sustav razumijevanja upravljačke strukture. Što je to upravljačka struktura? *U danom je kontekstu upravljačka struktura prije svega vaša percepcija.* Knjiga se, na primjer, može percipirati dosta jednostavno vizualno (ako imamo osjet vida), zatim rukom ili pomoću osjetila (hladnoća, voda, tekućina). *U razmatranom sustavu treba percipirati strukturu upravljanja samo na nivou primarnog znanja.* Ovaj se nivo znanja odvija paralelno sa onim što ja radim na skrivenom nivou. Neki ga zovu suptilni svijet. Ja to nazivam skrivenim, implicitnim nivoom rada, koji nije definiran statičnim pojmom. Ja dajem ovu metodu da bi se događaj obnavljao do nivoa na kojem se može njime upravljati u budućnosti, za vrijeme dok vi, zajedno s onima koji slušaju, čitaju, počinju pomagati (moji se materijali mogu neograničeno umnožavati), uspostavljate situaciju i upravljate tom situacijom. Tada se uspostavlja trajna stabilnost dobivenih rezultata, nezavisna od bilo kojih procesa.

U danom događaju postoji nenormirana struktura – upotreba narkotika. Također, čovjek sam treba biti svjestan da to nije norma. Događaji trebaju biti usmjereni na idealnu regeneraciju, gdje nema podražaja. Ja govorim o nivou upravljanja u konkretnoj situaciji, ali to je ujedno i opća metoda upravljanja.

Razmotrimo organizam sa stanovišta različitih pozicija: osjećanje i upravljanje organizmom. Prvo razmotrimo krupno-zrnatu poziciju percepcije. Čovjek se može promatrati kao krupno-zrnati sustav. Na nivou osjeta, ako misaono pređete rukom po informaciji čovjeka, moguće je da ćete osjetiti zrnastu strukturu. Vi to osjećate prema shemi transformacije kristala. Informativne transformacije imaju svojstvo pokretljivosti. One se na nivou upravljanja, kao i misaono, mogu pokretati isto kao što pijanist svira i pri tome osjeća tipke. One mogu biti mekane. Nisu amorfne, ali se izvijaju kao da se nalaze na zelenom i mekom jastuku. *To je trening osjeta za pristup upravljačkoj strukturi čovjeka.*

© Г. П. Грабовой, 1996

Kao drugo, razmotrimo sustav shematskih linija, gdje se čovjek razmatra kao slojeviti sustav, koji ima informacione izvore u pojedinim slojevima koji ga dijele po vertikali. Morate razumjeti da ja predajem u skladu s vašom percepcijom. Međutim, to je opći sustav upravljanja koji funkcionira u svim slučajevima. Svaki se čovjek može njime koristiti. U svakom se sloju nalazi određeni sustav upravljanja, koji odgovara svim vanjskim i unutrašnjim procesima.

Postoji još i matrična podjela po horizontali, to jest perpendikularno u odnosu na čovjekovu os. Tu se pojavljuju određene stanice. One su otvorene s dvije strane. *Princip spoznaje čovjeka s te pozicije predstavlja prodiranje sa strane lica pomoću svijesti u te stanice, te izlaz na drugu stranu.* Dok vi prolazite kroz svaku od tih stanica (one se mogu podijeliti na milijun), može se pronaći veza između različitih struktura, na primjer kako je na nivou informacionih područja srce povezano s bubregom. *Možete se baviti ovim istraživanjem od 22.00 do 22.07 sati.* Nalazite se u stanju mirovanja i bavite se istraživanjem čovjeka. Čim ste ustanovili povezanost, odmah se vrši upravljanje u smislu kanonizacije. *Ova metoda upravljanja govori o tome da nalaženje veza već i jest kanonizacija, te ujedno i optimalno poboljšanje informacije problema.*

Put predstavlja put istine. Stoga prilikom nalaženja vi počinjete upravljati. U kompjuterskoj obradi to je takozvani sustav dinamičkog bljeska, to jest kada je vaša svijest gipka. Na primjer, čovjek se želi odreći narkotika, a da bi upravljanje bilo efikasno, vi trebate u misaonom procesu biti brži od njega. *U ovom slučaju upravljanje predstavlja brzina mišljenja.*

Pri razmatranju ove strukture čovjeka treba shvatiti da je to samo jedan od modela upravljanja. *Postoje i drugi modeli pristupa upravljačkoj strukturi.*

Sada ćemo razmotriti kako preobraziti situaciju tako da ona bude normirana. *Norma situacije je sigurnost, ne samo u pogledu zdravlja, nego i u pogledu svih vanjskih struktura.* Sve vanjske informacije

© Г. П. Грабовой, 1996

29

uključuju i sigurnost makrokozmosa, makro-objekata (da ne padne meteorit na zemlju i slično). Stoga se u radu sa strukturnim oblikom informacije iz proteinskog polja, što se odnosi na čovjeka, treba razumjeti da su obavezno aktivirane i makro-strukture. Pritom čovjek postaje centar u kome se odigravaju određeni procesi, uključujući i procese percepcije samog sebe, vanjskog svemira, bolesti, društvenog života itd. Na tom planu postoji ideja neumiranja bjelančevinastog oblika. *Prema predviđanjima bjelančevinasto tkivo ne propada, ne razara se. To je dokazano fiziološkim eksperimentima. Međutim, ako postoji utjecaj narkotika javlja se element zavrtanja daljnjeg puta.*

Struktura DNK, odnosno slojevita struktura bjelančevine, razlikuje se od vidljivih struktura. *Vidljivi su neprekidni slojevi.* Iz točke razmišljanja, odnosno iz početne točke, oni odlaze u beskonačnost, ako se razmišljanje odnosi na informaciju čovjeka. Pod utjecajem narkotika *oni se počinju borati poput tepiha i pristaju u točku.* Dolazi do paralakse strukture tkiva. Stanica se počinje širiti, na primjer u mozgu. Volumen se povećava pa je potrebna još jedna doza. Dakle jačanje informacije ide zajedno s jačanjem narkotika. Važno je da prenesete ovu strukturu jačanja na nivo kreativnog jačanja, koje predstavljaju pozitivne životne odluke. Potrebno je kanonizirati buduće događaje. Treba raditi i zarađivati nezavisno od narkotika. Vi trebate zamijeniti ulazni izvor, *umetnuti na dijelu beskonačnosti izvor uzornog života.*

Na nivou pojednostavljenog modela to je usmjeravanje pažnje na kažiprste od 22.03 do 22.04 sati (1 minuta). Trening: 5 dana koncentracije, 1 dan pauze, pa još 5 dana koncentracije. Takva koncentracija dovodi do onoga o čemu sam govorio. Samo čitanje gore navedenog već optimizira događaje.

Modeliranje se situacije unaprijed svodi na to da izvor informacije u čovjeku postaju budući pozitivni događaji, koji su izvan sfere narkotika. Pritom je ta sfera uvjetna struktura. U nekim slučajevima

30

© Г. П. Грабовой, 1996

to je bolest. U drugim slučajevima može biti i još nešto drugo. *Sve njih ja nazivam uvjetne informacione strukture (narkotici, bolest, problemi itd.) i sve su one neutralne.* Uvodim pojam neutralnih procesa, gdje je svako gledište neutralno, gdje je svaka struktura neutralna. Sada kada to znate, trebate koristiti svaku točku gledišta kao jedan od segmenata informacije. Stoga, ako to bude konzervativni sustav, pri odluci za budućnost vi se možete zaustaviti na tom sustavu, a on se za to vrijeme može već razviti. To je zakon o razvoju oblika informacije. S obzirom na to da se u svijetu sve mijenja, onda će se i ono što sam vam rekao za sekundu objediniti s događajima koji su se odigrali u toj sekundi. Prema tome, *svaka se informacija razvija, uključujući i onu koju vam sada dajem.* Ovoj se informaciji, kao i svakom drugom izvoru, može direktno pristupiti, jer sam vam je davao na znanje postepeno, ali ne u govornoj varijanti. Kada vam momentalno zatrebaju znanja, morat ćete ih kombinirati. To je sustav brzog znanja, kada se nešto radi unaprijed, bez fokusiranja na određeno ljudsko rasuđivanje, modele čovjeka, a u svrhu spasenja čovjeka. Tada će ono što slušate jamčiti da vi ta *znanja već koristite na nivou sekundarnih živčanih struktura.* To znači da se može sve izmijeniti, čak ako se ovo ne pamti. To je način izgradnje informacije onog tipa kada radi podsvijest. Ja koristim pojam svijesti i implicitne informacije, koja nije u vezi sa znanjem. Dajem put izgradnje znanja pomoću implicitne strukture. Trebate shvatiti da se sve što se upotrebljava može upotrijebiti i s pozicije pozitivnog znanja (koje vam je od pomoći).

Znanje ovoga ide zajedno sa stupnjevitom orijentacijom u modeliranju. *Na primjer postoji krupno-zrnasta struktura modeliranja, gdje se čovjek kojeg tražite prikazuje kako stoji na vrhu.*

Dolje se nalazi isti takav čovjek, samo manji (pod modelom se te osobe protežu nekakve zrake). Tamo gdje se javlja neka specifičnost u vašoj percepciji, gdje se počinju spajati turbulentni virovi (u

© Г. П. Грабовой, 1996

31

kompjuterskoj se obradi to jasno vidi), u toj se zoni ocrtava organ koji je obolio. *To je dijagnostički sustav, ali je on krupno-zrnast, odnosno zrno znanja nalazi se van znanja.*

U filozofskom pristupu postoji asegmentna struktura. *Stoga postoji još i slojevita struktura. Na primjer, jedan je od tih slojeva čovjekova koža i preko kože se traže svi organi.* Gledajte kožu kao površinu i koncentrirajte se na ukupnu količinu informacije, koja odgovara koži. Prva znanja koja dobijete označavaju probleme. Oni ne moraju biti vezani samo uz bolesti. Čovjek je nekud hodao i povrijedio ruku, to recimo može biti problem u takvom slojevitom modeliranju, gdje se mogu vidjeti i strukture makrokozmosa, utjecaja radijacije, meteorita itd.

U dijagnosticiranju tehnike od velike je pomoći kontrolna točka., jer se mogu predvidjeti kvarovi na tehnici i slično. Postoji sustav spoznavanja, takozvani sustav namjenskih veza, gdje prema smjeru kretanja formirate vanjski svijet. Situacija je ovakva: svijet je oko vas, a vi ga formirate. Ako čovjek koristi prijevoz ili živi u tehnokratskom društvu, onda iz toga može zaključiti kako funkcioniraju sigurnosni zakoni: kako treba osigurati tehniku ili kako učiniti kemijske supstance bezopasnima.

Za sljedeći trening trebate malo razmisliti. Ovo je moj sustav: poslije jedne informacione obrade može se raditi prognoza (izračunava se funkcija, odnosno koliko posla treba napraviti da bi se događaji normalizirali). U budućnosti će se moći saznati podaci te obrade i vidjeti što je potrebno da bi se napravila prognoza.

Optimizacija budućih događaja

Svojstvo zadanog materijala:

1. *Radijus djelovanja* (optimizacija događaja) *do 71 m.*

   Dovoljno je imati tekst materijala unutar zadanih okvira.

2. *Sadrži regenerativni sustav znanja* skrivenog implicitnog

32

© Г. П. Грабовой, 1996

plana za mijenjanje kanonskih polja. Poznavanje onoga što je izmijenjeno na nivou informacije dovodi do svjesne kompenzacije. Kako vrijeme prolazi, tako se provodi regeneracija.

3. *Metode upravljanja* konkretne informacije na nivou konkretnog djelovanja.

Dijapazon pacijentice (polazna točka informacije, lista izmijenjenih struktura):

1. Adenom štitne žlijezde.

2. Šećerni dijabetes.

3. Svrbež na koži.

4. Kardiovaskularne bolesti.

5. Miom maternice.

6. Mastopatija (bolest mliječnih žlijezdi na dojci).

7. Dodatno sam još uveo i strukturu limfnog sustava.

Ova je struktura upravljanja unificirana. Ja ću dati praktičnu metodu upravljanja. Teorija je praksa znanja. Ovaj se mehanizam može primijeniti na bilo koji drugi problem, a ne samo na ovaj. *Na nivou optimizacije budućih događaja neophodno je razmotriti dvije etape s obzirom na mehanizam informacije koja odgovara čovjeku.*

1. Prva etapa – *informacija budućih događaja*, gdje se čovjek promatra kao *sustav horizontalnih slojeva.* Ustvari, ako razmatramo detaljnije jedan ili više dana unaprijed, *čovjek se može gledati kao oblik informacije koja ima formu čovjeka.* Informacioni dvojnik u slojevitoj varijanti na horizontalnom nivou. Sustav jačanja arhiviranja informacije.

2. Druga etapa - *razmatranje informacije iz prošlosti*

primjenjuje se kao sustav vertikalnih slojeva.

3. Na nivou *sadašnjeg vremena* realnih događaja, koji se percipiraju pomoću svijesti, vrši se percepcija informacije *u vidu*

© Г. П. Грабовой, 1996

33

križanja (unakrsnih struktura na različitim područjima odozgo, odozdo itd.).

Događaj se na nivou informacije gradi tako da se križanje ovih struktura može pratiti na nivou percepcije i objektivnih instrumentalnih mjerenja pomoću sljedećih pozicija.

Kada radi čovjekova svijest, to jest kada je percepcija aktivna, ona može biti usmjerena na događaje iz prošlosti, budućnosti ili sadašnjosti. Realno procijeniti da se u određenom trenutku nalazimo upravo u tom vremenu, može se samo putem aktivacije pažnje. *U svakom drugom trenutku (80 % vremena) postoje strukture dinamičke svijesti, gdje je ona raspršena,* te je nemoguće orijentirati se na vrijeme.

Sustav koncentracije koji ću izložiti zasniva se na ukrštavanju velikog broja procesa, koji se odnose na buduće i prošlo vrijeme. Kada se ovi informacijski dvojnici spoje, pojavljuje se struktura za postavljanje temelja budućih događaja.

U skladu s ovom pozicijom treba shvatiti da *vremenski interval predstavlja interval trenutne vremenske zone.* Ako se čovjek nalazi na putu, onda će veza biti vremenska zona određenog mjesta. Stoga je sustav koordinata *odabran u vezi s vremenom mjesta pa metodu treba primjenjivati u skladu s onim mjestom, gdje se čovjek nalazi.* Vremenske su zone sa stajališta percepcije prilično uvjetne. Pri iznimno brzim procesima, kao što je spin elektrona, postoje neke pozicije koje polaze od toga da je vremenska koordinata izmijenjena. Stoga treba imati vidu da kada spoznajemo *vrijeme, mi ga percipiramo samo kao jednu od koordinata u spajanju svijesti s određenim društvenim čimbenicima u vanjskom svijetu.* Kada budemo govorili o upravljanju informacijom bit će riječi o upravljanju bilo kojom informacijom koja ne sadrži pojam vremena informacije, uključujući kamen, čvrstu materiju ili bilo koji element. Stoga treba znati kako se preoblikuje vremenska struktura.

© Г. П. Грабовой, 1996

Za upravljanje je događajima potrebno znati preobraziti vremensku strukturu tako da bi se u budućem vremenu formirala informacija. *Treba znati izdvojiti ovo polje, gdje vrijeme postoji sa stajališta naše percepcije, kao i polje drugih objekata informacije, za koje je ova okolina neutralna.*

Pretpostavimo da je za cink, magnezij i željezo, koji se nalaze u organizmu kao element materije, pojam vremena isključen iz područja informacije. Prema tome, da bi se moglo upravljati tim željezom (Fe – ferum, kemijski element) i povećati koncentraciju, naročito kod adenoma štitne žlijezde, neophodno je imati pristup ovom području informacije. Stoga objašnjavam osobitost tog pristupa informaciji. *Pristup informaciji je sposobnost aproksimacije. Treba imati unificiran sustav pristupa svakom izvoru i odvodu informacija.* Izvor je zona aktivnog izdvajanja informacionih polja. Odvod je tamo gdje informaciona polja ulaze pomoću vizualizacije, na skrivenom nivou. *Ja predlažem sustav pronalaženja ulazne točke za informaciju na putanji od izvora do odvoda.* Pritom, čak i ako postoji pojam vremena, a struktura željeza je odijeljena od tog pojma, možemo na prijelaznoj etapi ući u informaciju željeza, magnezija, cinka i drugih metala ili tvari, dakle bilo kojeg procesa. *Namjerno uvodim sustav vremena samo za percepciju čovjeka.*

Postoji i drugi put, takozvani put paralelne aproksimacije, gdje se na nivou informacije razmatra što je za čovjeka vrijeme, a ujedno se razmatra identični proces bilo kojeg drugog objekta informacije. *Aproksimacija spajanja odvija se na nivou istovjetnih geometrijskih struktura.* Na primjer, za čovjeka vrijeme na jednom od nivoa percepcije predstavlja polje u obliku paralelopipeda na području štitne žlijezde. S obzirom na kamen takvo područje karakterizira položaj kamena u prostoru u odnosu na geometrijsku sredinu. Govorim o praktičnim strukturama koje su potvrdila istraživanja. *Spajanje se radi u svrhu razumijevanja struktura upravljanja,* na primjer da bi se vidjela i shvatila unutrašnja struktura kamena.

© Г. П. Грабовой, 1996   35

To je u stvari razvijanje iracionalnog viđenja, vidovitosti. *Procesi vidovitosti daju mogućnost upravljanja. Kako bi shvatili, treba znati spojiti pojmove vremena u vlastitim strukturama percepcije s drugim informacijama. Nova točka gledišta koju pružam jest sustav pristupa upravljanju.*

Nadalje izlažem sustav spajanja, gdje vi izdvajate vaš informacioni nivo (nivo događaja u budućnosti, odnosno horizontalnih slojeva) u sadašnje vrijeme, da biste izgradili događaje u budućnosti. Potrebno je istovremeno voditi računa o događajima iz prošlosti. Dakle, dvojnik iz prošlosti također treba biti ovdje. Pojavljuje se ovakva struktura: vi ste ranije nešto jeli, neke malo aktivnije tvari, kako organske, tako i neorganske. Oni se nisu spajali s informacijom vašeg tijela u prošlosti. Vi zasad ovu strukturu ne možete točno pretpostaviti u budućnosti: što ćete jesti za 2, 3 ili 50 godina. Stoga se ove strukture iz budućnosti nazivaju zone pretpostavljene informacije (u ishranu neće ulaziti, na primjer, sumporovodik i sl., dakle ono nejestivo). S druge strane, u prošlosti savršeno jasno postoji organska i neorganska struktura. Pretpostavimo da događaje treba konstruirati tako da se poslije vašeg pregleda ne nađe apsolutno ništa, čovjek je dakle potpuno zdrav. Dijagnoza je samo stanje zdravlja. No tu je još vanjska infrastruktura, to jest nivo događaja (da se strojevi ne kvare, da zapravo uopće nema problema u informacionim strukturama). Zato ovdje treba uzeti u obzir da se informaciona struktura upravljačkog sustava može povezati na sljedeći način. Recimo postoji neki čovjek, partner, koji vizualno može biti visok, snažan čovjek. Međutim njegova se informacija može projicirati 5 godina unaprijed na tvar koja sadrži cink i koja je jednom bila prisutna u hrani. Informacija se može na potpuno nejasan način, u smislu logike, križati s prošlim ili budućim trenutcima. Neophodno je shvatiti da ja izlažem teoriju spoznaje i praksu spoznaje. To je jedna od točki gledišta, jedan od načina upravljanja. Na osnovi je takvog pristupa moguće graditi mnoštvo načina i struktura upravljanja. Izlažem ono što je vezano

36

© Г. П. Грабовой, 1996

uz matematičku obradu, kao i ono što je vezano uz percepciju.

Razmotrene su tri pozicije: budućnost, prošlost, sadašnjost. Struktura njihovog spajanja daje informativnu strukturu pravilnog oblika u budućnosti.

Pri tome, ona treba stalno davati jednu te istu formu. Pojavio se problem i njega obavezno treba razriješiti, ne samo da nema dijagnoze u određenom periodu, nego da pod pretpostavkom beskonačnog života dijagnoze uopće nema. Uvijek treba raditi na nivou beskonačnih procesa. Matematičari rade s beskonačnim sferama i dolaze do rezultata, koji su u kanonskom obliku sadržani kao jednadžbe.

Sustav optimiziranja na nivou saznanja

Postoji struktura poprečnih presjeka. Napravljen je uvod u konkretni trening za navedeni problem (dijagnoza). Formirana je struktura presijecanja prošlih i budućih događaja, ako gledamo paralelopiped u području štitne žlijezde. On je promijenio oblik. Ukrštanjem horizontalnih i vertikalnih područja nastaje paralelopiped. Širina (koordinata od čovjeka) iznosi 2 cm, vertikala uzduž čovjeka 3 cm, a dužina 4 cm. Ocrtava se paralelopiped i postaje vidljiv pri numeričkoj analizi. Njegovi kraci trebaju biti jasno vidljivi, a oko njega se nalazi sfera promjera približno 8 cm. Pritom se centar te sfere treba nalaziti na sjecištu dijagonala jedne od najvećih površina u centru. Stoga sada dolazi do određenog pomaka u geometriji ove zone. Zona je pomaknuta na način da se sfera odozgo deformirala za 2 cm. Jedna je strana paralelopipeda (mala) na desnom gornjem kraju, ako se gleda sa strane vaših leđa, smanjena za 1 cm. Dakle postoje dvije zone konkretne informacije, koje odstupaju od kanonskog nivoa. Kako bi se vratio kanonski oblik neophodno je shvatiti na kojem mjestu presijecanje vertikalnih i horizontalnih slojeva daje sferičan oblik.

Sustav sferoidnog razmišljanja proces je najbrže obrade

© Г. П. Грабовой, 1996

37

informacije i razmjene informacije. Do kompenzacije informativnih struktura dolazi, na primjer, kada ta sfera omogućuje veću brzinu razmjene informacije, nego sustav plošnih struktura, takvih kao što je slojevitost unutar paralelopipeda. Ako uzmemo slojevitost unutar paralelopipeda kao niz horizontalnih i vertikalnih slojeva, to jest ako se nađu mjesta preklapanja budućih i prošlih događaja te ako se od 22.00 do 22.05 sati usmjeri pažnja na prste ruku, na primjer na kažiprste, *znači da se vrši projekcija ove strukture na vanjsku sferu i granice se te sfere počinju ispravljati.* To zapravo znači da koncentracija pažnje na prste u navedeno vrijeme omogućuje upravljanje situacijom unaprijed. *Rakurs se ove metode zasniva na tome da je, znajući vrijeme i mjesto na koje se usmjerava pažnja, moguće upravljati situacijom.*

Međutim postoji, na primjer, struktura *kad čovjek spava.* Svjesni procesi su neaktivni. *U tom vremenu postoji struktura trljanja određenih trava na određene dijelove tijela.* Neophodno je odmah uzeti naputak za korištenje trava. *To je opet sustav upravljanja događajem, gdje se ne vodi računa samo o regeneraciji strukture tkiva, već upravo o optimizaciji događaja.* Neke strukture tkiva je poželjno obnoviti, tako da budući događaj bude skladno optimiziran. Dakle, da bi se tkivo brzo regeneriralo, treba shvatiti sav prethodni tijek događaja koji je formirao to tkivo. To je zato *što svaka stanica tkiva reagira na svu vanjsku informaciju, na sve vanjske infrastrukture,* uključujući černobilsku eksploziju i sve ostalo. Zato je važno shvatiti: da bi informaciju obnavljali i kanonizirali, treba znati ispraviti svoju strukturu bez štete po neke informacione strukture. To je koncept samosvijesti sustava upravljanja.

© Г. П. Грабовой, 1996

Rezime

Postoji informacioni fon, informacioni logički dvojnik implicitnog plana (skriven), koji određuje realnost događaja u prošlosti, budućnosti i sadašnjosti. *U sadašnjosti je to sustav unakrsnih područja oko anatomskog tijela. U budućnosti su to informacione strukture horizontalnog plana, a u prošlosti vertikalnog plana.* Prilikom preklapanja one mogu dati određene paralelopipedne zone. One mogu imati izmjene u vidu deformacija, na primjer, u odnosu na dijagnozu ili neku socijalnu, financijsku situaciju u životu, koju treba srediti i optimizirati. *Kako bi se to optimiziralo, brzina razmišljanja treba biti kvalitetnija i učestalija.* To se dakle odnosi na vidovitost, odnosno kontrolu šireg područja. Zato postoji sustav usmjeravanja pažnje. Dakle, *usredotočivanje na prste omogućuje sferoidne projekcije.* Mi zapravo ulazimo u zone razmišljanja visokog intenziteta. Precizniji proces, dakle kako se to odvija na dijelu leđne moždine, mozga i stanične strukture, razložen je u posebnim predavanjima.

Trebate se potruditi shvatiti tu metodu u okviru fundamentalnih zakona svijeta.

Struktura veze između pojedinih organa

Postoji prilično vidljiva veza na nivou određenih geometrijskih konstrukcija između organa. Prilično ju je lako pratiti i u statici može biti fiksirana u vidu određenih informacionih sfera. Međutim postoji još jedna veza među organima, takozvana točkasta strukturna forma, gdje se periodično, u određenim vremenskim intervalima, pojavljuje svjetlucavi oblik (koji se fiksira u optičkom dijapazonu). Kad se proces nadgleda, onda je on objektivan. Ti su impulsi izvor informacije. Prema svjetlosnom rakursu svijetli tonovi su izvori, a tamni odvodi. *Proces vezan za štitnu žlijezdu je proces makro-kontrole nad funkcijama stanične strukture i organima.* Specifičnost

© Г. П. Грабовой, 1996

mikro-impulsa koje proizvodi štitna žlijezda takva je da se pojava logički utvrđene veze ne može uočiti. Postoji samo određena implicitna funkcija pomoću koje se prikazuje rakurs utjecaja štitne žlijezde, a ta funkcija je vremenska. Ako provjeravamo taj *točkasti impuls svakih 5 minuta u području desne ključne kosti (skenirajući impuls), onda to i jest funkcionalno svojstvo štitne žlijezde. Ovdje sam uzeo u obzir samo ključnu kost i interval od točno 5 minuta. Pojavljuje se impuls od 10^{-9} pikosekundi. To je informacija rada štitne žlijezde.*

Kada tkivo počne trpjeti izmjene u volumenu, onda se ovaj impuls počinje iskrivljavati. Počinje dobivati cik-cak oblik, poput munje. Konstrukciju upravljanja štitnom žlijezdom čine periodične zrake, koje se pojavljuju u raznim stanicama i organima. Dolazi do skeniranja prilikom mjerenja. Kako bi ove zrake normalno funkcionirale, ovu informaciju treba kanonizirati, svesti na pravocrtne zrake, koje iz fizičkog centra štitne žlijezde idu prema raznim organima. Postoji za ovo određeni trening. Trening se sastoji od usmjeravanja pažnje na kažiprste ruku i palce ruku i nogu od 22.17 do 22.27 sati. Ako dođe do križanja s raznim perimetrima, treba ih jednostavno unijeti u tabelu i na neki ih način iščitavati. Prvi put upravljanje složenom konstrukcijom može biti problematično. Stoga se u početku može samo iščitavati dok to postepeno ne postane norma, a to će očitavanje kompenzirati trening paralelnog razmišljanja. Zašto odjednom govorim o sustavu koncentracije? Zato što je uvjetna veza između te koncentracije i ovih impulsa prilično jednostavna. Ona se sastoji u tome da se *receptori štitne žlijezde javljaju u obliku statičnih izvora upravo u tkivu kažiprsta te palaca ruku i palaca nogu. Upravo se u tim obimnim tkivima pojavljuje ova karakteristika tkiva, i to u obliku receptora-odašiljača.*

Prilikom koncentracije vi usmjeravate sve te zrake u isto vrijeme. Ta se osobina vidi u prvoj valnoj varijanti. Namjerno nisam objasnio dubinsku strukturu odnosa, da biste se mogli za vježbu sami

40

© Г. П. Грабовой, 1996

domišljati i graditi svoje konstrukcije.

Pitanje: „Na koje se prste treba istovremeno koncentrirati?"

Odgovor: „Na šest prstiju: kažiprste ruku te palce ruku i nogu. *Zamislite da se zraci od štitne žlijezde protežu na sve ove prste istovremeno.* Ako se one sijeku (sustav sekundarnog razmišljanja), mogu tvoriti raznovrsni oblik. To znači da se u isto vrijeme mogu preklapati različite vježbe. Vi ih potom možete sami sebi određivati, ali ne ranije od mjesec dana."

Pitanje: „Mogu li ja nešto vidjeti?"

Odgovor: „Ja vam dajem sustav iracionalnog viđenja. U čemu se to viđenje sastoji? Prvo postoji ono što ja pričam, što se može vidjeti pomoću sredstava objektivne kontrole. Zatim, kada vi to budete znali, početćete to prakticirati i za vas će to postati norma. Pritom je ta norma fiziološka, to jest, informaciona norma prelazi u fiziološku. *Cilj je da vi znate gdje to na nivou informacije dolazi do geometrijskih promjena i da to onda svedete na normu.* Čim ste uspostavili normu, trebate svesti fiziološke podudarnosti prema kanonu unutar norme. *Sve zavisi od brzine vašeg vježbanja.* Ja vam određujem mjesec dana za prvu lekciju. Radite ono što ja govorim. To je sustav spoznaje. Uz početnu g bazu možete razvijati koliko god hoćete. Vi ste danas došli sa svojim problemima, ali za 20 godina oni se mogu promijeniti. Trebate imati u rukama alat koji vam omogućuje upravljanje. Ja vam izlažem jednu od svojih točki gledišta kao spoznajnu teoriju i praksu."

Pitanje: „Na kojem rastojanju držati prste?"

Odgovor: „Njih ne treba držati, nego zamišljati. Ja dajem vježbu upravljanja bez pokretanja ruku i nogu. Vi se možete baviti bilo kojom aktivnosti, a pritom pokušavati upravljati."

Pitanje: „Meni se pojavila lopta. Je li to moguće?"

© Г. П. Грабовой, 1996

Odgovor: „To je iracionalno viđenje. Vi pravilno percipirate. Počinjete vidjeti sferične segmente. Krenuli ste ispravnim putem. To što vi osjećate može se objektivizirati numeričkom analizom informacije. To što počinjete vidjeti i jest sustav upravljanja. Općenito govoreći, to je ono čemu i ja težim."

Pitanje: „To što vidim želio bih ponovno vidjeti."

Odgovor: „Morate ubuduće znati da dolazi do pomaka nekih objekata u vremenu. To znači da u određenom trenutku objekt postoji u nekom prostoru. U drugom prostoru on može imati drugačiji oblik. *Morate biti pripremljeni da ponavljanje nije obavezno.* Pretpostavimo da pomoću videosnimka može doći do ponavljanja. Jedan te isti oblik. Jedna te ista odjeća. *Međutim, informaciona polja su vrlo promjenjiva.* Prema tome ono što ste počeli uočavati pripada vašem polju predodžbe. Ono postoji i može se izmjeriti. Dakle bilo koji oblik misaone aktivnosti, to jest oblika predodžbe, može se izmjeriti. Mogu se čak napraviti crteži. Misaona se konstrukcija mjeri, prenosi na skeniranje (ploter) i nastaje crtež. To je praksa objektiviziranja. Ono što vidite, to je vaše upravljanje. Postoji upravljačka struktura, a postoji i struktura neutralnog tipa. Ja vam dajem upravljačku strukturu. To što vi vidite, ispravno vidite. Stoga se ne treba razvijati preko ponovljenih oblika, već razvijati vlastiti sustav informacione kontrole. Razvijati svoj duh. Poželjno je koncentrirati se na predjel vratne kralježnice."

Pitanje: „Trebam li si predočiti, odnosno osjetiti taj predio?"

Odgovor: „Vi ćete osjetiti vratnu kralježnicu do grudnog koša. Dakle možete ga barem geometrijski spoznati. Jednostavno birate polaznu točku i usmjeravate na nju pažnju, zatim opet počinjete vidjeti tu sferu. To je sustav veće objektivizacije procesa. On se može osjećati, a mnogi ga provode u mislima rukom. Kada se nakon toga rade numerička mjerenja, proizlazi da nema razlike. Stvar je u tome što su ta područja poprilično objektivna. Imaju povišen tlak, a nekad imaju temperaturni rakurs, svjetlosni rakurs i sl. Ja

42

© Г. П. Грабовой, 1996

vam dajem svjetonazor upravljanja ovom skrivenom materijom. *Poznavanje zakona i oblika upravljanja već predstavlja upravljanje fizičkom realnošću.* Upravljanje samo fizičkom realnošću nije cilj sam po sebi. Može se upravljati i vanjskim strukturama prema makro-shvaćanju. Ipak, najdinamičnije se kontrolira oblik poput dijagnoze ili neke osobne događaje. Stoga to trebate usmjeriti na praksu. Obavili ste seriju vježbi. Vidjeli ste u praksi što se i koliko postiglo. Opet ste proveli sustav adaptacije i korelacije svojih znanja. Taj put može biti veoma brz. *Prednost je svijesti u tome što se proces može doslovno kontinuirano pratiti.* Ako koristite trave, one djeluju lokalno u danom vremenskom intervalu. Znači one djeluju lokalno, a svaka funkcija svijesti djeluje uvijek na makro-nivou. U tom se smislu *vi trebate potruditi prijeći ponekad na sustav kompenzacije.* Dakle ima li smisla piti neke trave ili kompenzirati određeni proces pomoću novog saznanja. *Postoje procesi koji se, prema mojoj praksi, mogu optimizirati samo pomoću spoznajnog sustava.* Na primjer, kada je proces složen poput povrede tijela, tada pomaže samo sustav spoznaje. Ovdje trave nisu baš konstruktivne. *Stoga za regeneraciju zdravlja treba prijeći na vježbu i korelaciju u praksi.* Premda u praksi vježba može riješiti sve probleme, korelacija čak nije ni potrebna. *Najvažnije je znati kakvi su to oblici i gdje se oni nalaze.* Međutim, po mojoj je logici poželjno postaviti konkretne ciljeve, sagledati njihovo rješenje i vidjeti koliko vremena treba da se rješenje poklopi s vašom praksom. Zatim treba razvijati nešto što se naziva vidovitost, iracionalno viđenje. Ovi elementi su vam se pojavili već nakon prvog puta."

Pitanje: „Kakvim znanjima treba ovladati?"

Odgovor: „Treba imati primarni princip. Ako čovjek nema znanja i nema nikakvih pomoćnih sredstava za spasenje samoga sebe, onda mu preostaje samo princip svog vlastitog mišljenja. Princip vlastitog mišljenja na nivou logike može recimo graditi strojeve, ali u ovom se slučaju radi o spasenju u nekoj konkretnoj situaciji,

© Г. П. Грабовой, 1996   43

o upravljanju sobom i događajima. Stoga *treba shvatiti da se radi o fundamentalnom smislu bitka, gdje postoji upravljanje vanjskom situacijom preko unutarnjeg duha, unutarnje spoznaje.*

Zato prilikom koncentracije treba polaziti od toga da to predstavlja energetsku karakteristiku. Ona je zasnovana na određenim skrivenim zakonima koji se objektiviziraju. To se može vidjeti u numeričkoj analizi, ali govorit ćemo i o tome kako je kompjuter samo lokalni segment promatranja, pritom računalni segment. Vi pak trebate razumjeti sve svoje vanjske informacione strukture. Koncentracija treba proizlaziti iz kompleksa svih faktora. Postavi se problem i radi se koncentracija. Jedna je od metoda, koju ja sada dajem, rješavanje nekih problema. No, ubuduće treba shvatiti da je razvoj poželjno položiti na koncentraciju. Čak i sada treba shvatiti potankosti, rakurse, pristup: s koje strane, pod kojim kutom itd."

Pitanje: „Koliko često treba raditi s Vašim materijalom?"

Odgovor: „Poželjno je najmanje jednom dnevno, a možete koliko god hoćete. Dolazili su mi ljudi s dijabetesom. Praktički ništa nisu mogli vidjeti. Čovjek bi slušao audiokasetu nekoliko puta dnevno i oči bi ozdravile. U drugim je slučajevima do izlječenja došlo kada su moji tekstovi bili u nečijoj blizini u krugu od pet metara. Praktički cijelo vrijeme mi se misaono obraćaju. To su konkretni slučajevi. Zahvaljujući intenzivnosti rada s mojim materijalima i višekratnog misaonog obraćanja meni s konkretnim porukama, proces se regeneracije i optimizacije ubrzava."

Pitanje: „Slušam videozapis s Vašim predavanjima, čitam Vaše materijale i vi meni pomažete?"

Odgovor: „Naravno, ja radim sa svima koji mi se misaono obrate, čitaju moje tekstove, slušaju audiokasete s mojim znanjima, gledaju televizijske emisije u kojima sudjelujem, i tako dalje. Što brže i dublje prihvatite moja znanja, to ćete imati više praktičnih metoda i tim manje problema u budućnosti."

44

© Г. П. Грабовой, 1996

Pitanje: „Uvijek sam se rukovodila prošlošću. Ja o budućnosti uopće ne mogu razmišljati. Tek sam se jučer malo osjetila u budućnosti."

Odgovor: „Razumio sam. Dat ću vam konkretnu vježbu. Pretpostavimo da je trenutno 22 sekunde, a kad sad evo pogledam, već je 25 sekundi. Usporedite dva svoja stanja s točke gledišta koncentracije na prste. U koje se vrijeme koncentrirate i kako? Reklo bi se da je ova linija percepcije iste vrste. Međutim, postoji razlika u slučaju štitne žlijezde, gdje na nivou geometrije postoji točka preklapanja događaja iz budućnosti i prošlosti. *Kako biste se osjetili u budućnosti, dovoljno je fokusirati pažnju na desni režanj štitne žlijezde ili se usredotočiti na mali prst desne ruke. To će biti vaše stanje budućnosti, negdje u okviru od 24 sata.*"

Pitanje: „Trebam li shvatiti to osjećanje?"

Odgovor: „Da, možete i kao oblik informacije. To je vježba za oblik buduće informacije, ali realno ćete se vi naravno nalaziti ovdje. *Postoji određena struktura rasplitanja nalik na klupko.* Informacija se rasplíće kao klupko. To se vidi po brojevima. Kada ulazite u oblik buduće informacije, onda svaki rakurs vezivnog tkiva, dok dosežete tu budućnost, izgleda kao odmotavanje klupka. Vidi se kako se ono smanjuje i uvrće. *U području desnog ramena to je klupko sfera promjera 14 cm.* Ona se smanjuje i to malo klupko prolazi kroz želudac, kroz srce, dolazi do štitne žlijezde i odatle odlazi u živčani sustav..."

Pitanje: „Stanica je manje važna?"

Odgovor: „Ovdje govorimo o njoj. Ona se cijelo vrijeme tu pojavljuje. *Ne može se reći da je stanica manje važno tkivo.* Ja se uvijek odnosim neutralno prema svakoj informaciji. Ovdje samo pokazujem mehanizam razmotavanja aspekta budućnosti. To znači da je *rad s budućnošću ujedno i rad s oblikom informacije.*"

Pitanje: „Ja svojim emocijama investiram nešto u budućnost?"

© Г. П. Грабовой, 1996

45

Odgovor: „Ako se izražava pasivnost, onda se i dobiva pasivnost. Postoji problem, vi ga preoblikujete i rješavate. Potrudite se pronaći optimalnu strukturu upravljanja. Iskoristite različite rakurse aktualnog shvaćanja i stanja radi bržeg postizanja rezultata upravljanja i spasenja. Postoji i element takvog plana. U svrhu razvoja sustava iracionalnog viđenja treba usmjeravati pažnju na stopala nogu od 22.00 do 22.05 sati. *Zapravo dolazi do aktiviranja živčanog sustava u mozgu. To je jedan od elemenata. Dakle, mnoga se pitanja mogu rješavati putem sustava koncentracije i dobit će se konkretni odgovori.* Vi imate pristup informaciji. Ne samo da vidite oblik, već dobivate i konkretne odgovore. Informacija je dinamična, može se mijenjati i preoblikovati, isto kao što se mogu dobiti potrebni odgovori."

Pitanje: „Čovjek se rađa s ugrađenom informacijom?"

Odgovor: „Naravno. Te ugrađene informacije ima vrlo mnogo. Ona se može mijenjati. Ja vam dajem metodu upravljanja bez štete za sve druge strane."

Pitanje: „Što je to naslijeđe?"

Odgovor: „*Naslijeđe je također informativna struktura*, u kojoj postoji nivo događaja. Vi poklanjajte više pažnje informaciji koja odgovara vašem zdravlju. To ne mora biti samo vaš organizam. To može biti ekološka sredina, vanjski događaji itd. Naslijeđe se također može preoblikovati takvim metodama. Zakon je takav da što više regenerirate nasljednu liniju, to jest što ste zdraviji, time će i vaši budući naraštaji biti zdraviji. Dakle vi činite samo korist. Ne postoji pojam protezanja bolesti. *Ako ste se samo za jednu elementarnu supstancu, samo za jednu stanicu poboljšali, vi ste poboljšali sve i svuda.* Ja dajem razvoj po zakonu globalnih veza. Stoga poboljšanje na jednom polju uvijek povlači poboljšanje posvuda i odvija se putem odgovarajućeg poboljšanja svih veza u procesu rada. U vezi s tim, moja znanja određuju kreativnu strukturu upravljanja. Zato ih možemo širiti bez ograničenja. Pritom se realizira princip spasenja,

© Г. П. Грабовой, 1996

koji kaže da što više mojih znanja bude usvojeno, tim brže će se ostvariti praktični principi spasenja.

Gledišta se mogu mijenjati. Možete ući i u drugi rakurs. Ako poželite možete gledati na jedan način, ali isto tako i na neki drugi. Kako biste u srednjoj varijanti ušli u područje informacije, postoji također određena vježba: od 22.17 do 22.22 sati, koncentrirate se na kažiprst desne ruke. Tamo će put već biti pravilniji.

Poželjno je raditi po etapama. Postoji nivo organizacije oblika.

Informacione strukture

Svojstvo je deklarativnosti informacionih struktura predstavničko, gdje primarnu informacionu strukturu usvajaju neka tkiva u organizmu ili određena supstanca koja pripada čovjeku. Ta struktura može odražavati informaciju, ali se ne mora oblikom podudarati sa strukturom upravljanja. Tamo je potrebna korjenita upravljačka struktura, gdje je pri svakom preoblikovanju očuvan osnovni matrični oblik.

To je dakle bazična informaciona struktura, koja upravlja u svakom polju informacije. Deklarativna predstavljačka struktura može imati isti takav oblik, ali se ona razlikuje konfiguracijom oblika u unutarnjoj projekciji. Tu se misli na unutarnju projekciju, no to nije isto što i uzeti sferu, presjeći je na pola i pogledati što je unutra. To je pak unutarnja projekcija sa stajališta svjesne percepcije. *Ja sve izlažem isključivo sa stajališta svjesne percepcije.* Stoga ovdje treba razmotriti upravo način na koji vaša percepcija može vidjeti ovu projekciju. To znači, kada se vi približavate određenoj sferi informacije, unutarnja se projekcija može pojaviti kao homogena sredina, jednaka u svim pravcima, to jest kao bazični oblik. Također se može predstaviti kao određena raznolikost, u obliku cilindra koji se penje uvis. Postoji recimo takozvana Möbiusova vrpca, na kojoj se cijelo vrijeme krećete po jednoj strani i nema nikakvog presijecanja s

© Г. П. Грабовой, 1996

47

drugom stranom. Neke se takve beskonačne strukture vizualiziraju pri objektivizaciji određenih ulaznih struktura. Tu dolazi do kontakta s upravljačkom strukturom. Do njega dolazi samo na nivou brzinskog refleksa. To znači da, kada promatrate informaciju, upravljate samo u intervalu njihovog dinamičkog kretanja, naravno na istoj etapi percepcije. Ja govorim samo o izvjesnom vremenu i mjestu, o širenju sustava svjesne percepcije.

Ako se razmatra takva struktura kao što je bolest (informacija bolesti, neželjenog usmjeravanja događaja), onda je riječ o dinamičnoj informaciji. Dakle zamišlja se struktura gomilanja informacije, a potom neka njena buduća izmjena i karakteristike poput rušenja, preoblikovanja itd. Ta se dinamična struktura na nivou brzinske refleksivne percepcije svijesti i upravljanja sastoji u tome da u pravi trenutak shvatite u kojoj točki treba pristupiti upravljanju. *Sustav je takav da je pristup upravljanju u brzinskoj varijanti moguć i preko statike. Dovoljno je naći sustav koncentracije u živčanom tkivu.* Budući da živčano tkivo ne podliježe vizualizaciji fizičkim okom, radi se aproksimativna struktura na organima. *To su kažiprsti ruke.*

Koncentracija traje od 22.45 do 22.47 sati (dvije minute). Koncentracija ide zajedno s dinamikom zelene boje. To naime nije predodžba zelene boje, nego takozvani pojam dinamike zelene boje: kako se formira zelena boja, kako se mijenja, kako se kreće u skrivenom svijetu te koji oblik informacije odgovara toj zelenoj boji. To je struktura proučavanja. To će već biti zadatak. Treba svaki oblik informacije proučiti iz perspektive dinamičke strukture. Postoji pojam kao što je zelena boja te se sada treba zamisliti nad pitanjima i odgovoriti na njih. Što je zelena boja sa stajališta informacije? Gdje se to geometrijski nalazi? Kako možemo, ako izmijenimo oblik, upravljati tom dinamikom da bi izmijenili budući događaj itd. Takva se metoda može primijeniti na bilo koji događaj. Ja govorim o zelenoj boji na temelju postojećih podataka. Poželjno je shvatiti

© Г. П. Грабовой, 1996

da ona ima strukturu primarnog izlaza na sljedeću etapu. *Može se prijeći recimo na plavu boju ili ljubičastu boju i već je moguće raditi s kompleksom boja u konstruktivnom formiranju događaja, kada se mogu raščlaniti elementi boja i dobiti događaj potrebnog spektra.* Događaj kakav želite već je u potrebnom spektru. Upravo zbog toga je ovdje pogodnije za formiranje događaja. Ako se najprije razmotri u kakvom spektralnom dijapazonu i u kojem se obliku nalazi budući događaj pa zaželite izdvojiti i zamijeniti neki segment, moguće je *jednostavno misaono promijeniti spektar i formirat će se događaj.* To se zove spektralna struktura formiranja plana događaja. Ipak treba znati formirati sustav pristupa pomoću približavanja bazičnim strukturama. Taj se sustav može odmah iznaći. *Međutim postoji mogućnost usavršavanja na nivou logike i prelaska na strukture znanja. Znači ja pružam znanje i time se kompenziraju iracionalne metode.* Postupno se to pretvara u racionalne sposobnosti, kada se s ove pozicije mogu proučavati sve druge strukture. Što je to vidovitost? To je određeni sustav znanja, odnosno znanje onoga što je u budućnosti ili prošlosti, dakle znanje aspekata nekog drugog plana. Ja ukazujem put ka tome znanju. Znanje je u ovom slučaju upravljanje. Stoga se *bazična struktura može odrediti preko bilo koje strukture. To je predstavljački val (polje) ili sekundarni val informacije.* Postoji pojam plinsko-dinamičkog vala. U dinamici plina, kada se mjeri taj val, dobiva se faktor sekundarnog događanja. Zašto sam ja uzeo plinsko-dinamički val? Zato što se procesi koji se odigravaju na skrivenim nivoima često podudaraju. Podudaraju se upravo na nivou sekundarnih refleksija valova.

Ja sam vas specijalno naveo na valnu strukturu percepcije informacije. *To je zato što je oblik vrlo čvrsta i statična struktura, ali se može percipirati i kao valna struktura.*

Sada ćemo prijeći na *percepciju valne strukture, ti jest osjećati valove.* Ako ste osjetili danas neki impuls u području srca, to je bila valna difrakcija. Prešli ste na osjetilnu percepciju. Nekad se može

© Г. П. Грабовой, 1996

49

raditi i s oblikom, što je ekvivalentno. On ne zahtijeva usmjeravanje pažnje da bi se postigla osjetljivost na prstu ili negdje na tijelu. *Val pak zahtijeva još vremena da bi dobiveni signal na nivou refleksa dobio smisao.* No to je više osjetilna varijanta.

Na nivou zadatka sljedeća je varijanta sposobnost prenošenja informacije u vidu oblika u informaciju percepcije u vidu valne strukture te da se, ako bude vremena, osjeti segmentno djelovanje vala u nekom organu, nekoj točki itd. *Proces regeneracije tkiva, to što se naziva iscjeljenje, odvija se na nivou obnavljanja tkivno-informacione strukture.* Ovdje ću objasniti prijelaz na strukturu tkiva. *Preko bazične se strukture može odmah prijeći na strukturu tkiva, a moguće je i putem ovih valnih kriterija.* Tada se svi brzinski procesi (na primjer priključenje informaciji koja ima određenu brzinu) mogu prenijeti u prilično jednostavan sustav vježbi za upravljanje valnom strukturom i razlaganje brzinskih sektora na sektore manjih brzina. To ne znači nužno da se treba naprezati i težiti velikoj brzini ovih supstanci. Može se ući u pod-strukturu velikih vremenskih intervala i već tamo djelovati. Za percipiranje putem vidovitosti i jasnog znanja, uključujući i logično, impuls od pikosekunde (10^{-9} sek) može se raščlaniti na još manje intervale i ući u prostor usporavanja vremena, na nivo svijesti. Tamo se *svaka informacija, čak i najmanja, može u vidu oblika vidjeti kao prostor te raditi ne samo s vremenom, već i s prostorom.* Ja specijalno dajem tehnologiju mijenjanja perspektive. *Mijenjajući stalno točku gledišta, može se prelaziti s jednog spoznajnog nivoa na drugi.* To je sustav autonomne pokretljivosti u spoznaji. Ta se struktura mjeri kao vertikalni svijetleći stup, čiji nivo ima veliku moć. Nekad je to potrebno da bi obnovili mnoge procese u organizmu.

U ovoj vam fazi, s obzirom na prilično brzu percepciju, dajem tri osnovne etape mišljenja, koje će ovdje biti formulirane kao zadatak."

Pitanje: „Imam toliko pitanja da ih ni ne trebam više postavljati, već ih početi razumijevati."

   © Г. П. Грабовой, 1996

Odgovor: „Da, treba razumjeti pitanja. Tada će to poznavanje odrediti put, koji je sadržan u samim pitanjima. Kada slušate moje audio zapise i televizijske emisije te kada čitate moja predavanja, pokušajte vizualizirati polja. Što se događa na nivou vizualizacije? Kako to vidite na nivou boja? Ranije ste vidjeli dio sfere. Ona se počela očitovati. Kakva je sada situacija?"

Pitanje: „Vidim ljubičasti krug. Ljubičasti krug odlazi prema dolje."

Odgovor: „To je dobro. Upravo sam vam dao sistem prijelaza sa zelene na plavu i ljubičastu boju. Došli ste do ljubičaste boje. Želio bih da uspijete djelovati u cijelom spektru, ne preskačući niz struktura. Ja vam ne dajem samo rad s bojama, već vam na primjeru boja pokazujem kako upravljati bilo kojom strukturom pomoću razvoja polja informacije, oblika informacije i slično. Ja vam dajem tehnologiju obuke koja se pretvara u duhovno upravljanje."

Pitanje: „Što da radim? Ja se uopće ne mogu koncentrirati."

Odgovor: „Napišite na list papira i gledajte na papir. Informaciju se ne mora percipirati samo kao obaveznu koncentraciju, nego na primjer kao informaciju sadržanu u određenom volumenu. Sve što trebate napraviti je zapisati na papir i gledati taj papir."

Pitanje: „Što ako povremeno osjetim knedlu u grlu."

Odgovor: „To je zbog toga što se ranije bili izloženi povišenoj dozi radijacije. *Postepeno ste počeli izdvajati radijaciju iz štitne žlijezde i zbog toga imate osjećaj knedle u grlu.* On će se smanjivati u tijeku vaše koncentracije. Ja dajem sustav obnavljanja stanične strukture. Kod vas se odvija i izdvajanje radioaktivnih izotopa iz stanica. Kako ih izdvojiti? Najpovoljniju zonu za maksimalni kontakt s vanjskom sredinom predstavlja štitna žlijezda. Vi radite pravilno."

Pitanje: „Čak i kada pijem pojavljuje se osjećaj boli. Smije li to biti tako?"

Odgovor: „Vi ste prenapregnuti i mišićno tkivo reagira. Poželjno

© Г. П. Грабовой, 1996

je znati upravljati svakom strukturom, kao i stanjem. Treba iznaći pristup, kako bi osjećaji u grlu ostali u granicama norme u danom trenutku."

Pitanje: „Je li poželjno raditi u određeno vrijeme?"

Odgovor: Poželjno je raditi od 22 do 23 sata. U svako drugo doba možete raditi kad hoćete, dovoljno je misaono projicirati svoj rad na to vrijeme ili izvesti korekciju, koja bi rad učinila nezavisnim od vremena. Najprije se treba držati tog vremenskog intervala, da bi se shvatila povezanost vremena s geografskim faktorom. Meridijan koji prolazi kroz zajedničku točku izlaza na informaciju, najaktivnije radi u tom lokalnom vremenu. Tako je očuvana reakcija na vremensku konstantu. Vrijeme još uvijek prolazi i prolazit će. Tek kada dođete do strukture sekundarnog upravljanja, moći ćete to vrijeme pomaknuti i prilagoditi. Moguće je mijenjati informacione strukture. Kao što ste odmah prešli na ljubičastu boju, možete prijeći i na druge upravljačke strukture, ali onda treba stalno izučavati moja predavanja s različitih aspekata svoje percepcije. Svako ponovljeno izučavanje mojih znanja smatra se kao konstantno dobivanje potpuno novih znanja."

Struktura bipolarnih signala u čovjeku

Promotrimo primjer izlječenja od Parkinsonove bolesti

Razmotrimo strukturu bipolarnih signala u čovjeku, gdje polarnost određuje cikličnost naše percepcije, kako one koja se odnosi na tkivo, tako i svjesne percepcije. *Prvi element polarnosti: minus (-) faktor* (ne u smislu dobrog ili lošeg). Prilikom mjerenja sredstvima objektivne kontrole na voltmetru se pojavljuju određene karakteristike napona. *Drugi je element polarnosti plus (+) faktor,* koji se također karakterizira pomoću objektivnih kontrolnih uređaja. U desnom se malom prstu nalazi struktura minus faktora. To je struktura sažimanja događaja s obzirom na zbijenost i granice

© Г. П. Грабовой, 1996

rasprostranjenosti. *Mali prst lijeve ruke predstavlja strukturu nagomilavanja događaja* s obzirom na unificirane aspekte. Izvor je mali prst lijeve ruke, a odvod mali prst desne ruke. *Pojavljuje se* luk periferne strukture događaja. On sadrži različite nijanse percepcije po duginim bojama. Najaktivnija nijansa je roza te žarko crvena boja ruže itd. Najpasivnija je nijansa u danom spektralnom aspektu zelena te plavkaste boje. Pasivnost i aktivnost određene su s obzirom na vašu percepciju. Ona se dijeli na aktivnu fazu, u kojoj upravljačka informacija koju ste vi pokrenuli dolazi u kontakt s crvenim tonovima, te pasivnu fazu, kojoj odgovara zeleno-plava boja.

Kako bi se obnovila informacija u skladu s danom dijagnozom, treba razumjeti primarni princip. Situacijom se može upravljati polazeći od bilo kojeg informativnog izvora. To znači da, kada vi nešto percipirate, možete koristiti teoriju, da biste shvatili kako njome upravljati.

Među ovim prstima postoji segment, koji potencijalno možete iskoristiti za upravljanje. Potrebno je naći ovaj informativni luk. Treba usredotočiti pažnju na male prste obje ruke od 22.00 do 22.17 sati. *Pritom treba nastojati vizualizirati na nivou svijesti luk koji spaja ta dva mala prsta.* Imajte na umu da se informacija u području desnog malog prsta upija, a proizlazi iz područja lijevog malog prsta. Ako povučemo ravnu crtu između vrhova ta dva mala prsta, onda sve što se nalazi iznad po vertikalnoj liniji predstavlja proces koji se kreće u pravcu kazaljke na satu. Ono što je ispod predstavlja proces koji ide u smjeru suprotnom od kazaljke na satu, to jest podjele vidljive i nevidljive svijesti (svijest i podsvijest).

Kako bi se sfera bolje shvatila i vizualizirala, treba se potruditi razumjeti kako se odvija protok. Odmah dajem i praksu na osjetilnom planu, jer je to potrebno osjetiti, opipati. Putem osjeta moguće je umanjiti signale kada vanjska informacija ne izaziva pojave poput Parkinsonove bolesti. Pritom treba znati i prvobitni neorganski

© Г. П. Грабовой, 1996

53

uzrok. Potrebno je pregledati trtični dio kralježnice (geometrijski: drugi kralježak odozdo) te proučiti događaje 7 – 10 godina prije nego je bolest nastupila. biste upravljali tom strukturom vi ćete prenijeti tu informaciju na nivo luka (ili bolje donjeg luka). Promatrajte kako su se odvijali događaji. Pokušajte otkriti uzročno-posljedične veze koje se odnose na vaše stanje i na te događaje. Isto tako možemo analizirati i bilo koju drugu informativnu strukturu.

Postoji metoda primarne poruke, kada vi primajući informaciju po prvi put, prije nego je vidite i dekodirate, osjećate da nastaje neka informativna sredina. Počinjete odmah upravljati na nivou sredstava objektivne kontrole. Čak i tehnički uređaji mogu reagirati na primarne impulse i odmah dati sekundarnu reakciju. Kompjuterski senzori odmah reagiraju na vanjsku okolinu. Kod čovjeka se to odigrava pomoću *sustava udaljenih primarnih signala*. To je jedna od točki gledišta u odnosu na čovjeka. *Oni se nalaze u promjeru od 7 – 10 metara od čovjeka.*

Ako želite saznati kako preoblikovati impuls, koji ide u smjeru luka, trebate se koncentrirati na tu udaljenost. Obratite pažnju na sebe od 22.17 do 22.20 sati (osluškujte i gledajte unutarnjim okom).

Kada vam se pojavi nekakva misao, pokušajte je formulirati na jednom od rakursa luka, bilo na gornjem kraku, bilo na donjem. Gornji predstavlja svijest, a donji implicitne procese. Vi čim ste snagom volje tamo usmjerili svoju percepciju, praktički ste postigli prvi stupanj stabilizacije. U principu se dana struktura može razviti, pridodati joj još točki gledišta. Vaš je proces dinamičan te vi možete na razini razmišljanja raditi s različitim mislima i slikama, polazeći od sljedećeg tumačenja: svako djelovanje mijenja informaciju. Važno je samo shvatiti kakvo to točno djelovanje te gdje i na kojem mjestu ono mijenja informaciju. Treba shvatiti da je tu na snazi vremenska struktura. Pritom je poželjno da rezultat bude stabilan. Što dublje usvajate ovu teoriju i praksu, toliko će brži biti regenerativni procesi.

  © Г. П. Грабовой, 1996

Metoda upravljanja strukturom probavnog trakta i cerebrospinalne tekućine

Ja pružam praksu upravljanja informacijom, odnosno upravljanja događajima u budućnosti, gdje jednu od komponenti predstavlja zdrav čovjek. U ovom slučaju dajem upravljanje strukturom probavnog trakta, zajedno sa strukturom upravljanja cerebrospinalnom tekućinom. U ovom je slučaju riječ o dvije strukture, a razmotrit ću i primjer obnavljanja lijevog bubrega. Postoji informacija koja odgovara tim procesima. Ona se dijeli na slijedeći način: *primarni informativni izvor predstavlja reproduktivna struktura, a nalazi se na šaci desne ruke do 2 mm od kože.* Takva točka usklađuje informaciju s vanjskom sredinom, kada postoje izmjene u informativnoj strukturi organa probavnog trakta.

Na nivou informacije probavni trakt ima približno tri sustava. Prvi je onaj probavni, odnosno realni anatomski sustav. Drugi je informacioni odraz, ono što se može dijagnosticirati, na primjer pomoću rendgena. Treći je matrični sustav, kanonski, takozvana istinska informacija iz perspektive pozitivnih budućih zbivanja. Moje se proučavanje dakle temelji na ta tri faktora. Svaki od njih može na nivou informacije sadržavati nekoliko sustava ili podsustava. Ja vam zapravo dajem metodu upravljanja tom informacijom. Kada se radi numerička analiza, ova točka u razini šake isijava ujedno i strukturu obnove događaja. Stoga metodu predstavlja sljedeća struktura:

1. Obnavljanje samosvijesti.

2. Sustav koncentracije pažnje od 22.05 do 22.10 sati na kažiprstima ruku.

Potrebno je znači ili pogledati prste, ili usredotočiti se na njih, ili nacrtati shemu prstiju, staviti je pred sebe i promatrati. Ponekad, na primjer ako ste u nekom poslu, možete prakticirati pasivnu koncentraciju. Možete nešto raditi, na primjer voditi razgovor, ali cijelo to vrijeme imati na umu ova dva prsta.

© Г. П. Грабовой, 1996   55

Ovaj se tečaj oslanja na spoznaju. Informacija ovog tečaja, prolazeći od općih područja do konkretnih i pojedinačnih sustava, razvija duhovni, logički i iracionalni nivo stvaralačkog upravljanja. Budući da se akt spasenja treba postići u bilo kojim uvjetima, treba uskladiti i razvijati različite prakse upravljanja u smjeru kojem je konačni cilj spasenje.

SADRŽAJ

© Г. П. Грабовой, 1996

www.ingramcontent.com/pod-product-compliance
Lightning Source LLC
Chambersburg PA
CBHW072021290326
41934CB00009BA/2146